Inhaltsverzeichnis

Einleitung

Ich heiße Sie herzlich willkommen in diesem Buch und möchte Ihnen zu Anfang an gleich einmal gratulieren. Denn wenn Sie dieses Buch gekauft haben, dann wächst bereits ein kleiner Mensch in Ihnen heran und dies ist eines der größten Wunder, die es auf dieser Welt gibt. Die Zeit, die Ihnen bevorsteht, ist einer der schönsten, emotionalsten und gleichzeitig anstrengendsten im Leben einer Frau. Nicht nur der Kopf ist voller Eifer dabei, nach dem richtigen Namen zu suchen, Vorbereitungen zu treffen und sich auf die Rolle als Mutter einzustellen. Auch der Körper durchläuft eine Zeit, in welcher er Hochleistungen bringen muss, um ein kleines Wesen mit all den notwendigen Nährstoffen zu versorgen, damit es zu einem gesunden Baby heranwachsen kann. Ich danke Ihnen aus diesem Grund dafür, dass Sie sich für den Kauf dieses Buches entschieden haben. Ich werde Sie mit vielen Tipps und Informationen versorgen, damit Sie sich in Ihrer Schwangerschaft bestmöglich ernähren und Ihrem Kind auf diese Weise zu einem perfekten Start ins Leben verhelfen.

Ich wünsche Ihnen viel Freude beim Lesen dieses Buches und hoffe, dass ich Ihre Fragen beantworten kann.

Die ausgewogene Ernährung

Wie ich bereits in der Einleitung angedeutet habe, muss der weibliche Körper während der Schwangerschaft Höchstleistung erbringen, um den heranwachsenden Embryo mit allen Nährstoffen versorgen zu können. Dies ist bereits unter idealen Bedingungen nicht einfach, sodass während der Schwangerschaft Komplikationen auftreten können. Dies sind die Sorgen, die wahrscheinlich jede werdende Mutter am laufenden Band beschäftigen:

Was ist, wenn das Herz beim nächsten Untersuchungstermin nicht mehr schlägt?

Was ist, wenn meine Plazenta verkalkt und das kleine Baby nicht mehr mit Nährstoffen versorgt?

Was ist, wenn ich mich falsch bewege und dadurch dem kleinen Kind in meinem Bauch schade?

Dies ist nur ein Bruchteil der Gedanken, die einer schwangeren Frau durch den Kopf spuken. Ich spreche aus eigener Erfahrung wenn ich sage, eine Frau macht sich während ihrer Schwangerschaft mehr als einmal verrückt, weil sich das Baby seit einer Weile nicht mehr bewegt hat.

Die Natur hat es so eingerichtet, dass eine Frau ab dem Moment, in welchem sie erfährt, dass sie Mutter wird, ihre eigenen Bedürfnisse hinten an stellt und das Wohl des Kindes in den Vordergrund rückt. Dies ist selbstverständlich von Vorteil, denn auf diese Weise kann sich die Frau ihrem kleinen Kind vollends widmen. Es sollte jedoch nicht vergessen werden, dass die Gesundheit des Embryos in unmittelbarem Zusammenhang mit dem Wohlsein der Mutter steht. Wenn Sie sich als

Mutter nicht ausgewogen ernähren und sich die Ruhe gönnen, die Ihr Körper braucht, so hat dies unmittelbare Folgen für Ihr Kleines.

Auch wenn Sie in dieser Zeit besonders viele Sorgen haben und sich über so viele Dinge, die schief gehen könnten, Gedanken machen, sollten Sie stets im Hinterkopf behalten, dass sich Stress negativ auf die Gesundheit Ihres Kindes auswirken kann. Selbst wenn Sie alles bedenken und richtig machen, kann es in manchen Fällen Komplikationen geben. Dies ist leider nicht auszuschließen, denn die Schwangerschaft muss aus einem Gleichgewicht zwischen einer Unzahl an verschiedenen Faktoren bestehen, um ohne negative Ereignisse zu verlaufen. Und selbst wenn keine schlimmen Dinge passieren, die den Verlauf der Schwangerschaft nachwirkend beeinflussen, so gibt es viele kleine Schreckmomente.

Ich selbst kann bei der Schwangerschaft mit meinem ersten Kind nur von einer Traumschwangerschaft sprechen und trotzdem gab es einige Augenblicke, in denen mich die Panik heimsuchte und ich mit schweren Ängsten zu kämpfen hatte. Dies war beispielsweise der Moment, in welchem der Arzt feststellte, dass unser Sohn seine Nabelschnur zweifach um den Hals geschlungen hatte und sich deshalb sein Herzschlag deutlich verlangsamte.

Auch ich blieb von Schreckmomenten nicht verschont. Ich bemerkte jedoch, dass mich meine Ernährung in der Schwangerschaft sehr stark beeinflusste. Dabei spreche ich nicht nur von den positiven Folgen, die eine ausgewogene Ernährung auf das gesunde Wachstum meines Kindes hatte. Auch ich selbst merkte in der Schwangerschaft sehr deutlich, wann ich mich gut und wann ich mich schlecht ernährt hatte. Umso weiter die Schwangerschaft fortschritt, desto deutlicher wurden diese Folgen.

Denn eine Schwangerschaft bedeutet nicht nur hormonelle Veränderungen. Auch rein physikalisch verändert sich sehr viel, denn das Kind wird stetig größer und verschiebt den Großteil der Organe des weiblichen Körpers. Besonders betroffen ist hierbei der gesamte Verdauungstrakt.

Aus diesem Grund ist eine gesunde Ernährung vor allem während der Schwangerschaft sehr wichtig und kann bedeutende Unterschiede bewirken.

Allgemeine Fakten

Was Sie wissen sollten.

- In der Schwangerschaft steigt ab dem 4 Monat der Energiedarf auf ca. 2300 Kcal.

- Ca. 10-16 Kilo nimmt man in der Schwangerschaft zu. 1/3 macht das Baby aus. Der Rest ist das vermehrte Blut, die vergrößerte Brust und Gebärmutter, sowie vermehrte Wasseranlagerungen.

- Ein früher Hinweis auf eine Schwangerschaft ist, dass man besser riechen kann. Daher kommen die veränderten Essgewohnheiten. Es liegt nicht am Geschmacksinn das man Vorlieben auf ungewöhnliche Lebensmittel hat, sondern am Geruchssinn.

- In der Schwangerschaft spielen die Hormone „verrückt". Daher steigt zum Beispiel der Östrogenspiegel an und die Haare werden voller. Außerdem werden die Knochen weicher.

- Während der Schwangerschaft wächst die Gebärmutter und ist am Ender der Schwangerschaft sogar der größte Muskel im menschlichen Körper. Die Gebärmutter wächst 500-mal so groß wie im Normalzustand.

- Durch das Hormon Östrogene kommt es zu vermehrten Wassereinlagerung. Vor allem in den Beinen.

- Die besten Sportarten während der Schwangerschaft sind Schwimmen, Walking und Yoga. Das Schwimmen ist sehr gelenkschonend und steigert bzw. hält die Grundfitness. Außerdem hilft Sport dabei nach der Geburt schneller fit zu sein.

- Ab der 13. SSW kann der Fötus bereits helles Licht von der Dunkelheit unterscheiden und reagiert sogar wenn man direktes Licht auf den Bauch gibt.

- Ab der 25 SSW kann der Fötus bereits hören und kann ab der 27 SSW bereits Stimmen voneinander unterscheiden.

- Ab der 27 SSW öffnet das Baby das erste Mal die Augen.

- Ein Baby wiegt durchschnittlich 3 bis 3,5 kg und ist circa 51 cm groß bei der Geburt.

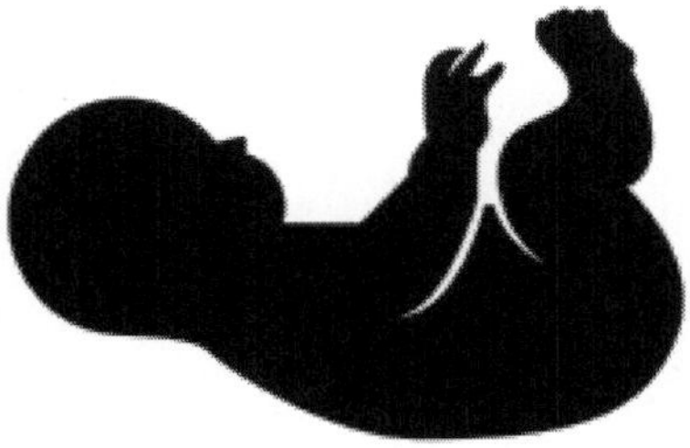

Die richtige Ernährung im ersten Trimester

Das erste Trimester ist für viele werdende Mütter eine schwere Hürde. Eine Vielzahl der schwangeren Frauen haben in den ersten 12 Wochen der Schwangerschaft mit der sogenannten „Morgenübelkeit“ zu kämpfen, die sich aber gerne auch über den gesamten Tag erstreckt. Dies hat zur Folge, dass die werdende Mutter kaum einen Bissen herunterbekommt und Gefahr läuft, zu dehydrieren. Denn wie bei einer Mageninfektion verliert der Körper durch das häufige Erbrechen nicht nur die eingenommenen Nährstoffe, sondern auch sehr viel Flüssigkeit.

Aus diesem Grund sollten Sie sehr darauf achten, dass Sie ausreichend Flüssigkeit zu sich nehmen. Dies kann in Form von Säften und vor allem viel Wasser geschehen.

Darüber hinaus sollten Sie stets mit Ihrem Arzt in Kontakt stehen. Wenn Sie sich mehrmals übergeben mussten, so kann es notwendig sein, dass Sie einen Tropf bekommen, um nicht zu dehydrieren. Keine Angst, dies ist nur in wenigen Fällen notwendig, doch Sie sollten die Gefahr nicht ausblenden, damit Sie im Zweifelsfall schnell handeln können.

Gegen die Morgenübelkeit gibt es leider kein Heilmittel, es gibt jedoch zahlreiche Tricks, auf die Frauen schwören.

Mir hat in den ersten drei Monaten der Schwangerschaft geholfen, einen **salzigen Keks** auf meinen Nachtschrank zu legen und diesen gleich nach dem Aufwachen und noch vor dem Aufstehen zu essen. Probieren Sie dies einmal aus, vielleicht hilft es auch Ihnen.

Darüber hinaus gibt es unterschiedliche Lebensmittel, welche Sie in den ersten Schwangerschaftsmonaten nicht vertragen, welche Sie aber normalerweise lieben.

In meinem Fall war dies Schokolade (welch Schande). Ich bin gespannt, von Ihnen zu erfahren, welches die Nahrungsmittel sind, die Sie in diesen ersten Monaten der Schwangerschaft nicht vertragen, obwohl sie normalerweise zu Ihren Lieblingslebensmitteln gehören.

Andere Begleiterscheinungen, welche viele Frauen besonders im ersten Trimester der Schwangerschaft beklagen, sind ständige Müdigkeit und Kraftlosigkeit.

Auch hier kann durch die richtige Ernährung entgegengewirkt werden. Viele Vitamine, welche sich in den unterschiedlichsten Früchten finden, können dabei helfen, mehr Energie zu spüren.

Auch die Schwangerschaftsgelüste beginnen bereits in den ersten Monaten der Schwangerschaft. Einige Frauen verspüren diese stärker als andere. Und auch die Lebensmittel, nach welchen die schwangeren Frauen gelüsten, könnten unterschiedlicher nicht sein.

In meinem Fall waren dies salzige und saure Dinge wie Oliven und eingelegte Gurken.

Ein Funfakt zu diesem Thema: auch Männer verspüren Schwangerschaftsgelüste. Sie durchlaufen zusammen mit ihrer Frau eine psychische Schwangerschaft und können auch einige Nebenwirkungen verspüren.

Wichtig ist während der ersten drei Schwangerschaftsmonate, dass Sie auf Ihre Ernährung achten. Viele Frauen nennen die Schwangerschaft als Entschuldigung, um sich plötzlich ganz anders zu ernähren und sich gehen zu lassen.

Ich kann dies verstehen, denn man fühlt sich als Frau in der Schwangerschaft in einem Ausnahmezustand, es achtet auch keiner mehr auf Ihre schlanke Linie, denn Sie sind ja schwanger und somit steht das Baby und der wachsende Schwangerschaftsbauch im Vordergrund.

Doch bedenken Sie: jedes Kilo, welches Sie in der Schwangerschaft zunehmen, müssen Sie später wieder verlieren. Mit der Geburt Ihres Kindes sind diese Kilos nicht auf wundersame Weise auch verschwunden. Darüber hinaus kann die Zunahme von zahlreichen Kilos in den ersten Monaten der Schwangerschaft zu späteren Komplikationen führen. Dies sollten Sie nicht vergessen.

Selbstverständlich ist die Schwangerschaft aber eine besondere Zeit, in welcher Sie sich auf so viele Veränderungen einstellen müssen. Es kann sehr lästig sein, während dieser Zeit Kalorien zu zählen und sich mit Diäten rumzuplagen. Das sollen Sie auch gar nicht.

Es ist wichtig, das richtige Gleichgewicht zu finden. Sicher, die Schwangerschaft kann eine tolle Gelegenheit sein, um es sich gut gehen zu lassen und das Zählen der Kalorien außen vor zu lassen. Doch nach der Geburt Ihres Kindes ist Ihr Körper sehr strapaziert, er muss sich auf die hormonellen Veränderungen einstimmen und Sie werden mit einem Neugeborenen so einige schlaflose Nächte vor sich haben.

In dieser Zeit wird es Ihnen noch schwerer fallen, zur notwendigen Energie zu finden, wenn Sie sich in Ihrem Körper unwohl fühlen und das Gefühl haben, viele Kilos verlieren zu müssen.

Wichtig ist, dass Sie trotz Übelkeit und anderen auftretenden Beschwerden, ausreichend Nährstoffe zu sich nehmen. Mit welchen Lebensmitteln Ihnen dies gelingen kann und auf welche Nahrungsmittel Sie während der Schwangerschaft verzichten sollten, lesen Sie in den Kapiteln *„Die richtigen Lebensmittel"* und *„Auf was Sie verzichten sollten"*.

Ich hoffe, dass Sie einen guten Start in Ihre Schwangerschaft finden und es schaffen, sich von den Begleiterscheinungen einer Schwangerschaft schnell zu erholen und zu neuer Energie zu finden.

Helfen kann hierbei beispielsweise auch, in den Mittagsstunden **schwere Mahlzeiten** auszulassen.

Sie können beispielsweise einen frischen Salat zu sich nehmen, anstatt der Nudeln, die so schwer im Magen liegen. Dies kann Ihnen vor allem dann von Nutzen sein, wenn Sie am Anfang der Schwangerschaft arbeiten müssen. Wenn Sie nicht die Möglichkeit haben, sich am Nachmittag etwas auszuruhen, dann kann die richtige Mittagsmahlzeit große Auswirkungen auf die Produktivität des Nachmittags haben.

Die richtige Ernährung im zweiten Trimester

Das zweite Trimester bringt so einige Veränderungen mit sich. In den meisten Fällen ist dies die schönste Zeit der Schwangerschaft, denn ab der 12. Woche haben die Übelkeit und auch die Müdigkeit, die der werdenden Mutter in den ersten Wochen der Schwangerschaft so zu schaffen machten, nachgelassen. Außerdem ist das Risiko eines Schwangerschaftsabbruchs ab dem zweiten Trimester deutlich geringer.

Der Embryo hat sich zu diesem Zeitpunkt bereits fest in der Gebärmutter eingenistet und die Organe bilden sich aus, er ist jedoch noch nicht so groß, dass er den Lungen Platz wegnimmt und den Verdauungstrakt beeinträchtigt.

Im zweiten Trimester formt sich Ihr Kind von einer kleinen Erbse, die kaum zu erkennen ist, zu einem fast fertigen Menschen. Dies ist nicht nur ein Wunder der Natur, sondern fordert auch einen hohen Preis von Ihrem Körper.

Ihr Baby benötigt eine große Anzahl an Nährstoffen, um so wachsen zu können und seine Organe auszubilden.

Im zweiten Drittel der Schwangerschaft hat sich Ihr Körper an die Schwangerschaft gewohnt und auch der Hormonhaushalt des Körpers, der zu Anfang noch sehr durcheinander war, hat sich auf das wachsende Leben eingestellt.

Dies führt dazu, dass Sie sich deutlich wacher und stärker fühlen, als in den Wochen zuvor. Dies ist sehr gut, denn so haben Sie die Möglichkeit, Ihre Schwangerschaft zu genießen und sich auf das in Ihnen heranwachsende Wunder vorzubereiten.

Ihre Ernährung sollte weiterhin eine wichtige Rolle in Ihrem Leben spielen. Achten Sie in dieser Zeit besonders darauf, eine ausreichende Menge an Proteinen, Vitaminen und Mineralen zu sich zu nehmen.

Ihr Baby ist dabei, alle seine Organe zu entwickeln und auch sein Gehirn befindet sich in der Bildung und im Wachstum. Auch Fette und Öle sind in dieser Zeit sehr wichtig. Mehr zu diesem Thema finden Sie im Kapitel *„ Die richtigen Lebensmittel"*.

Darüber hinaus können Nahrungsergänzungsmittel dabei helfen, das Wachstum Ihres Babys und auch Ihre eigene Gesundheit als Mutter, zusätzlich zu unterstützen. Einzelheiten zu diesem Thema finden Sie im Kapitel *„Unterstützung mit Vitaminen und Mineralien"*.

Viele Frauen verzichten auf Vitamin- und andere Tabletten, mit der Begründung, es handele sich bei der Schwangerschaft um einen natürlichen Vorgang und Frauen hätten vor einigen Jahrhunderten auch keine zusätzlichen Vitamine einnehmen können. Dies stimmt zwar, es sollte jedoch auch bedacht werden, wie viele Beschwerden und Komplikationen bei Schwangerschaften in den vergangenen Jahrhunderten auftraten.

Ich selbst habe während der Schwangerschaft ab dem zweiten Trimester besonders Vitamin C und Folsäure eingenommen, dies ist jedoch jeder Mutter selbst überlassen und sollte in jedem Fall niemals ohne Absprache mit dem behandelnden Gynäkologen geschehen.

Sie können jedoch sicher denken, dass Sie auch durch die richtige Ernährung bereits sehr viel zu dem richtigen Wachstum Ihres Kleinen beitragen können. Achten Sie deshalb bei der Zusammenstellung Ihrer Gerichte nicht nur auf Ihr eigenes Wohlergehen oder Ihr Gewicht, sondern auch auf die Bedürfnisse Ihres Kindes. Es sollte ein Gleichgewicht gefunden werden, bei welchem Sie sowohl Ihren

Körper, als auch den Ihres Babys, mit ausreichenden Nährstoffen versorgen.

Wenn Sie die Lust verspüren, etwas mehr zu essen, so strafen Sie sich dafür nicht mit Verachtung. Gönnen Sie sich auch mal etwas. Sie sollten jedoch im Auge behalten, Ihren Gelüsten nicht unbedacht nachzugeben und dafür gesunde Nahrungsmittel wegzulassen. Viel Obst, Fisch und natürliche Kohlenhydrate sind in einer ausgewogenen Ernährung unabdingbar. Die richtige Ernährung kann Ihnen leichter gelingen, wenn Sie bereits beim Einkauf auf die richtigen Nahrungsmittel achten.

Kaufen Sie nicht zu viele Süßigkeiten. Wenn Sie einen stärkeren Drang zu Süßem verspüren, dann achten Sie darauf, dass Sie auf die natürliche Süße aus Früchten ausweichen. Darüber hinaus sollten Sie stets bedenken, dass in einigen Fällen während der Schwangerschaft eine besondere Form von Diabetes auftritt. Mehr zu diesem Thema erfahren Sie in dem Kapitel *„Komplikationen in der Schwangerschaft"*.

Ich freue mich sehr darüber, dass Sie sich auch während Ihrer Schwangerschaft nicht nur mit den Vorbereitungen auf Ihr kleines Baby beschäftigen, sondern Ihre Ernährung ebenfalls in den Vordergrund Ihres Alltags stellen.

Ab dem zweiten Trimester fangen Sie sicherlich an, sich über das Geschlecht Ihres Kindes Gedanken zu machen. Sie überlegen, wie Sie das Kinderzimmer einrichten werden, kaufen die ersten Möbel und Kleidungsstücke.

Auf der Arbeit sind Sie weiterhin voll eingebunden, wenn Sie auch die Möglichkeit haben, einige Pausen einzulegen. Sie sind den ganzen Tag unterwegs, wenn es sich um Ihr erstes Kind handelt, so ist alles noch sehr neu für Sie und Sie haben so viele Sorgen und Dinge, die bedacht werden müssen.

Haben Sie bereits Kinder, so geben diese Ihnen keine Pause, nur weil Sie schwanger sind. Aus diesem Grund kommt die Zeit der Essensvorbereitung oft zu kurz.

Achten Sie trotzdem darauf, dass Sie ausreichend frische Lebensmittel verwenden. Diese müssen Sie selbstverständlich sehr gut reinigen, denn eine Infektion kann sich während der Schwangerschaft schnell auf den Embryo ausbreiten und auch eine Behandlung mit Antibiotika ist nicht möglich. Aus diesem Grund sollten Sie während der Schwangerschaft verstärkt darauf achten, dass Sie sich keine Krankheiten zuziehen. Auch Ihr Kind kann erkranken und eine Entzündung wäre in diesem Stadium des Wachstums fatal.

Darüber hinaus sollten Sie stets bedenken, dass alles, was Sie essen, durch Ihren Blutkreislauf auch in Ihr Kind gelangt. Sie versorgen schließlich nicht nur sich selbst, sondern auch Ihr Kleines.

Es gelangen also auch alle Geschmacksverstärker und andere chemische Inhaltsstoffe Ihrer verzehrten Nahrungsmittel geradewegs zu Ihrem Baby.

Vergessen Sie dies nicht, wenn Sie das nächste Mal zu Fastfood greifen. In Maßen ist nichts dagegen einzuwenden, obwohl es sicherlich viele Übermenschen geben wird, die versuchen, Ihnen etwas anderes einzureden.

Hören Sie auf Ihre innere Stimme, Sie kennen Ihren Körper am besten. Besprechen Sie Ihre Gewohnheiten mit Ihrem Arzt und versuchen Sie, Ihren Gelüsten nicht maßlos nachzugeben.

Nicht vergessen sollten Sie außerdem, dass Ihr Körper sich momentan um zwei Menschen kümmern muss. Wenn Sie nicht die ausreichende Anzahl an Nährstoffen zu sich nehmen, dann hat Ihr Körper zwei Möglichkeiten: Entweder er hört auf, Ihr Kind zu versorgen, um Sie selbst zu schützen oder er versorgt Ihr Baby weiterhin und entzieht Ihnen die nötigen Nährstoffe. In diesem Fall würde in Ihrem Körper ein Defizit entstehen, welches auf Dauer Folgen haben könnte. Anzeichen hierfür sind Haarausfall, Gelenkschmerzen und hormonelle Störungen.

Finden Sie ein Gleichgewicht, bei welchem Sie das Gefühl haben, Ihre Schwangerschaft in vollen Zügen genießen zu können, ohne dabei über die Stränge zu schlagen.

Die richtige Ernährung im dritten Trimester

Bis zur Mitte des dritten Trimesters formen sich alle wichtigen Organe des Embryos, sodass sich ein fertiger kleiner Mensch in Ihnen befindet. In den letzten Wochen der Schwangerschaft wächst das Baby bis zu der Körpergröße heran, mit der es geboren wird. Dabei verdreifacht es sein Körpergewicht innerhalb weniger Wochen. Ein Wachstumsprozess, der sehr strapaziös ist und auch auf Sie als werdende Mutter Folgen hat. Während Sie im zweiten Trimester den ersten kleinen Fußtritt spürten und sich darüber freuten, Ihr Kind das erste Mal so richtig wahrzunehmen, wächst Ihr Bauch im dritten Trimester unaufhörlich. Dies bringt einige Komplikationen mit sich. Einige Frauen haben besonders in den letzten Wochen vor der Geburt des Kindes mit Symphysenlockerungen zu kämpfen, die sehr schmerzhaft sein können. Auch Rückenschmerzen und Übungswehen machen der werdenden Mutter zu schaffen.

Darüber hinaus wird der Embryo stetig größer, die Lungen werden verdrängt, was zu Kurzatmigkeit führt. Der Magen hat ebenfalls deutlich weniger Platz. Aus diesem Grund kann es häufig zu Sodbrennen kommen.

Ich selbst hatte unter diesem Nebeneffekt der Schwangerschaft zu leiden und kann Ihnen sagen, Sodbrennen nach einem überdimensionalen Steak ist auszuhalten und gewissermaßen selbstverschuldet (alles schon gehabt).

Tägliches Sodbrennen, welches bereits nach kleinen Mahlzeiten auftritt hingegen, ist sehr lästig und unangenehm.

Hinzu kommt, dass Sie trotz des bitteren Geschmacks, welcher zu Ihrem täglichen Begleiter wird, weiterhin essen müssen, um sich und

Ihr Kind mit ausreichenden Nährstoffen zu versorgen. Empfehlenswert sind kleine Mahlzeiten, die Ihren Magen nicht zu sehr füllen.

Außerdem können Sie auf leicht verdauliche Kost übergehen. Sowohl Vitamin C, als auch saure Früchte, können das Sodbrennen verstärken.

Weichen Sie deshalb auf milderes Obst aus. Auch Fleisch kann in großen Mengen negative Folgen auf Ihre Verdauung haben.

Versuchen Sie, Geflügel und Fisch zu essen. Bei rotem Fleisch verzehren Sie nur kleine Portionen. Ein saftiges Steak muss dann vielleicht ein paar Wochen weggelassen werden.

Milch und Joghurt können den Magen beruhigen, auch ein kleines Glas Milch vor dem Schlafengehen wird empfohlen.

Sie können dies alles ausprobieren, jeder Körper ist verschieden und alle Frauen reagieren unterschiedlich. Da jedoch noch einige Schwangerschaftswochen vor Ihnen liegen, wäre es doch sehr schön, wenn Sie eine passende Methode finden, mit welcher Sie diese letzten Wochen noch genießen können.

Wichtig ist, dass Sie trotz der Beschwerden weiterhin auf eine ausgewogene Ernährung achten und nicht aus Angst vor Nebenwirkungen auf wichtige Lebensmittel verzichten.

Ihr Kind muss in dieser Zeit ein großes Wachstum vollbringen, dies ist nur unter guten Bedingungen möglich. Um Ihrem Kind einen optimalen Start in sein Leben zu gewährleisten, sollten Sie sich deshalb eingehend mit Ihrer Ernährung beschäftigen. Frische, unverarbeitete Lebensmittel, wie Gemüse und Früchte sind eine sehr gute Alternative.

Außerdem können auch selbstgemachte Gerichte schnell zubereitet und durchaus schmackhaft sein. Versuchen, Sie, Abwechslung in Ihre Mahlzeiten zu bringen und wenn Sie sich in den letzten Wochen der Schwangerschaft bereits im Mutterschutz befinden, so nutzen Sie diese Zeit, um sich Ihrer Ernährung noch einmal so richtig zu widmen.

Die ersten Wochen mit dem Neugeborenen werden sehr schwer und Ihr Körper muss auf die bevorstehende Geburt optimal vorbereitet werden. Dazu gehört nicht nur körperliche Fitness, sondern eben auch eine gute Versorgung mit allen wichtigen Nährstoffen.

Umso gesunder Sie und Ihr Kleines sind, desto einfacher werden die Geburt und die Zeit danach. Dies bedeutet nicht, dass während der Geburt keine Komplikationen auftreten können. Doch wenn Sie Ihren Körper gut auf diese strapaziöse Zeit vorbereitet haben, so fühlen Sie sich fitter und im Stande allen Schwierigkeiten optimistisch entgegenzublicken. Wenn Sie sich jedoch gehen lassen und sich nicht wohl fühlen, so wird es Ihnen schwerfallen, die notwendige Energie aufzubringen, um allen Strapazen mit einer positiven Einstellung in die Augen zu blicken.

Die Geburt Ihres Kindes rückt immer näher und mit Ihr die Aufregung der Geburt und des Kennenlernens. Auch wenn die Geburt eines Kindes zu den anstrengendsten Momenten im Leben einer Frau gehört, so ist sie doch gleichzeitig mit so vielen Emotionen, Hoffnungen und Träumen verknüpft.

Die richtigen Lebensmittel

Ich habe in diesem Buch schon so viel von ausgewogener Ernährung und gesunder Ernährung gesprochen. In diesem Kapitel möchte ich nun näher darauf eingehen, welche Lebensmittel in eine solche Ernährung gehören und warum:

- **Gemüse:** Es stellt einen wichtigen Bestandteil Ihrer Ernährung dar und sollte täglich in irgendeiner Form in Ihren Mahlzeiten vorhanden sein. Gemüse ist ein sehr weitreichender Begriff. Ich nenne hier ein paar Lebensmittel, die Ihnen zur Auswahl stehen: *Salatsorten, Kohlsorten, Radieschen, Hülsenfrüchte, Kürbis, Zucchini, Aubergine, Tomaten, Gurke und Zuckermais.*
  Selbstverständlich gibt es eine Vielzahl anderer Gemüsesorten doch ich denke, dass ich hiermit eine große Anzahl der Möglichkeiten abgedeckt habe. Frisches Gemüse versorgt Sie mit Vitaminen und sättigt außerdem, somit sind Sie weniger dazu verleitet, zu Schokolade und Sahnetorte zu greifen. Auch Ballaststoffe, welche die Verdauung anregen, sind in Gemüse enthalten. Dies kommt Ihnen besonders in den letzten Schwangerschaftsmonaten, in welchen Sie deutlich das Gewicht des Kindes in der unmittelbaren Nähe des Verdauungstraktes spüren, zu Nutzen.

- **Proteinquellen:** Unterschiedliche Proteinquellen versorgen Sie und Ihr Kind mit wichtigen Fetten, die unter anderem die Bildung des Gehirns unterstützen. Darüber hinaus helfen die Proteine Ihrem Körper, Muskelmasse zu behalten. Besonders wenn Sie eine Schwangerschaft haben, in welcher Sie sich nicht mehr so stark körperlich betätigen können oder Ihren Sport aufgeben müssen, dann helfen Ihnen die Proteine dabei, Ihren Körper zu stabilisieren und gesund zu halten. Gute Möglichkeiten zur Aufnahme von Proteinen bieten:
  Putenfleisch, Schweinefleisch, Rindfleisch, Lammfleisch und Hähnchen. Aber auch pflanzliche Proteine können sehr nützlich sein:
  Hülsenfrüchte, Quinoa, Soja, Amaranth oder Samen.
  Einige Meeresfrüchte sollten in der Schwangerschaft nicht verzehrt werden, da sie Gifte aus dem Meer speichern, welche zu Ihrem Kind gelangen könnten.
  Doch Fisch, wie *Lachs, Heilbutt, Makrele und Thunfisch* sind optimale Proteinquellen. Fisch versorgt Ihren Körper und somit auch Ihr Kleines, mit wichtigen Omega Fettsäuren. Sowohl bei Fleisch- als auch Fischprodukten, sollten Sie während Ihrer Schwangerschaft besonders auf die Herkunft achten. Auf diese Weise können Sie sichergehen, dass die Produkte während der Aufzucht nicht mit Antibiotika vollgepumpt wurden. Vergessen Sie auch hier nicht: Alles was Sie zu sich nehmen, gelangt durch Ihren Blutkreislauf direkt zu Ihrem Kind.

- **Obst:** Früchte ergänzen Ihre Ernährung perfekt und versorgen Sie darüber hinaus mit zahlreichen Vitaminen. Wenn Ihnen Citrusfrüchte Sodbrennen verursachen, so weichen Sie auf mildere Obstsorten aus. Je nach Saison können dies sein:
  Birnen, Weintrauben, Wassermelonen, Melonen, Äpfel, Bananen oder Papaya.
  Wassermelone eignet sich außerdem auf Grund ihres hohen Wassergehaltes als Quelle für Flüssigkeit. Vergessen Sie nicht, dass Sie Ihren Körper auch während der Schwangerschaft mit ausreichend Wasser versorgen müssen. Die Vitamine aus den frischen Früchten werden nicht nur Ihnen einen sofortigen Energieschub verleihen, sondern auch Ihrem Kind zugutekommen. Darüber hinaus stellen Sie eine gesunde Alternative zu Schokokeksen und Chips dar und eignen sich deshalb als Snack, wenn Sie versuchen, sich auch während Ihrer Schwangerschaft gesund zu ernähren und nicht allzu viel Gewicht zu gewinnen.
  Besonders gut ist saisonales Obst, da es keine lange Reise hinter sich hat und deshalb von einer Vielzahl an Chemikalien verschont blieb. Auch wenn Sie deutsche Früchte kaufen sollten Sie darauf achten, dass diese möglichst natürlich angebaut wurden. Ihr Körper ist gegen zahlreiche Spritzmittel bereits abgehärtet, der Organismus Ihres Kindes hingegen nicht.
  Haben Sie keine Probleme mit Sodbrennen, also vor allem in den ersten Monaten der Schwangerschaft. So können Sie auch *Beeren, wie Brombeeren, Himbeeren, Johannisbeeren und Stachelbeeren* ganz problemlos genießen.
  Auch Citrusfrüchte wie *Orangen, Zitronen und Grapefruit* sind kein Problem. Letztere wirkt gegen Bluthochdruck. Aus diesem Grund eignet sie sich hervorragend, wenn Sie in der Schwangerschaft zu einem hohen Blutdruck neigen. Ist das Gegenteil der Fall und Sie haben einen eher niedrigen Blutdruck,

so sollten Sie mit Ihrem Arzt besprechen, ob sich Grapefruits für Ihre Ernährung eignen.
Früchte enthalten viele Vitamine, Mineralien und Antioxidantien und gehören deshalb in eine ausgewogene Ernährung. Vor allem während der Schwangerschaft verleiht Ihnen das Obst die Portion Extravitamine, die Sie vielleicht vor dem Anstecken bei einer Grippewelle bewahrt.

- **Nüsse und Samen:** Nüsse eignen sich sehr gut als kleiner Snack für zwischendurch. Sie sättigen und versorgen den Körper mit wichtigen Mineralien, Selen und Vitamin E. Auch gesunde Fette, die Sie sonst noch in Olivenöl und Avocados finden, können Sie durch den Verzehr von Nüssen und Samen zu sich nehmen. Walnüsse, Haselnüsse und Mandeln lassen sich leicht transportieren, sodass Sie sie ohne Probleme in Ihrer Handtasche mitnehmen können und auf diese Weise immer etwas kleines für zwischendurch dabei haben.
  Samen, darunter auch Chiasamen und Leinsamen, eignen sich sehr gut, um das morgendliche Müsli etwas aufzupeppen. Chiasamen gelten als Superfood, sie verfügen über große Mengen Vitamine und Mineralien und sättigen für einen großen Zeitraum. Darüber hinaus regen die Ballaststoffe die Verdauung an, was in einer Schwangerschaft sehr von Nutzen sein kann.
  Vor allem in den letzten Wochen der Schwangerschaft klagen viele Frauen über eine Verdauung, die aus dem Gleichgewicht geraten ist. Samen sind eine natürliche Alternative, um diesen Schwierigkeiten entgegen zu wirken.

- **Milchprodukte:** Joghurt, Milch und Käse sind sicherlich die ersten Milchquellen, die Ihnen in den Sinn kommen. Doch auch Butter und Sahne können Sie während der Schwangerschaft problemlos in Ihren Speiseplan integrieren. Milchprodukte sind reich an Calcium, was Ihnen vor allem in der Schwangerschaft zugutekommt. Ihr Kleines benötigt für die Bildung seiner Knochen eine große Menge Calcium, welche es aus Ihrem Organismus schöpft. Sie müssen deshalb vor allem während einer Schwangerschaft darauf achten, ausreichend Calcium zu sich zu nehmen, damit in Ihrem Körper kein Defizit entsteht. Welche Milchprodukte Sie nicht verzehren sollten, finden Sie im nächsten Kapitel.

Auf was Sie verzichten sollten

Es gibt eine Vielzahl an Lebensmitteln, die während einer Schwangerschaft absolut kein Problem darstellen und bedenkenlos genossen werden können. Doch es gibt auch einige Nahrungsmittel, auf welche Sie verzichten sollten.

Dies ist selbstverständlich jedem selbst überlassen. es gibt viele Frauen, die während ihrer Schwangerschaft, oft aus Unwissen, eines dieser Lebensmittel verzehrten. In vielen Fällen blieb dies ohne Folgen. Doch es gibt auch Negativbeispiele, in welchen der Verzehr dieser Lebensmittel eine Gehirnhautentzündung des Embryos hervorrief. Eine solche Entzündung kann schlimme Schäden verursachen, von bleibenden Gehirnschäden bis hin zum Tod des Kleinen. Dieses Risiko sollte bedacht werden, bevor ein risikobehaftetes Lebensmittel verspeist wird. In diesem Kapitel gebe ich Ihnen eine Übersicht der Dinge, auf die Sie während Ihrer Schwangerschaft verzichten sollten:

- **Zigaretten:** Dies ist nicht direkt ein Lebensmittel, auf Grund seiner Wichtigkeit werde ich es hier jedoch auch für Sie noch einmal in den Vordergrund bringen. Der Konsum von Zigaretten ist in der Schwangerschaft strengstens untersagt. Es ist kein leichtes Unterfangen, mit dem Rauchen von einem Tag auf den anderen aufzuhören. Doch Sie haben mehrere Möglichkeiten. Entweder Sie wollten schon lange damit aufhören, dann haben Sie nun den perfekten Zeitpunkt gefunden, denn es gibt sicherlich keine größere Motivation, als das eigene Kind. Wenn Sie überzeugte Raucherin sind, dann werden Sie nach der Geburt Ihres

Kindes noch ausreichend Gelegenheit haben, dies fortzuführen. Es kann jedoch auch sein, dass Sie nach einer Unterbrechung von beinahe zehn Monaten gar nicht mehr das Verlangen haben, von neuem damit anzufangen. Ich möchte an dieser Stelle nicht darüber predigen, wie fatal sich der Konsum von Zigaretten auf Ihr Kind auswirkt und das Sie das Rauchen deshalb sofort komplett aufgeben müssen. Doch denken Sie an die Gesundheit Ihres Kindes. Sie werden einen kleinen Menschen in diese Welt bringen und Sie tragen die Verantwortung für sein Wohlergehen. Sicherlich werden Sie auch nach der Geburt Alternativen finden, damit Ihr Kind dem Zigarettenrauch nicht direkt ausgesetzt ist. Auch Ihr Partner sollte während Ihrer Schwangerschaft nicht in Ihrer unmittelbaren Nähe zur Zigarette greifen. Sie können beispielsweise Kompromisse finden, sodass das Rauchen ab dem Zeitpunkt der Schwangerschaft nur noch im Garten, auf dem Balkon oder in einem bestimmten Zimmer gestattet ist. Das Nikotin wirkt sich in direkter Form auf den Blutkreislauf der werdenden Mutter aus und gelangt somit unmittelbar auch in den Blutkreislauf des Embryos. Dies kann schwerwiegende Folgen haben. Darüber hinaus beinhaltet der Rauch einer Zigarette Schadstoffe, welche sich in der Lunge absetzen. Auch diese Schadstoffe gelangen zu Ihrem Baby. Nicht zu vergessen sind außerdem die Folgen des Rauchens für Sie und Ihren Partner als Eltern eines kleinen Kindes. Sie machen sich von nun an ständig Gedanken um die Gesundheit und das Wohlergehen Ihres Babys. Auch die Zukunft betreffende Ängste bleiben da nicht aus. Eine große Sorge werdender Eltern ist das Risiko, zu früh zu sterben und nicht mehr für seine Kinder da sein zu können. Dies kann in einem schlimmen Autounfall geschehen oder aber auch auf Grund von gesundheitlichen Komplikationen.

Es ist deshalb sehr wichtig, alle Faktoren herunterzufahren und das Risiko auf diese Weise zu minimieren. Sie als Eltern begeben sich in ein Gebiet mit einer sehr viel höheren Wahrscheinlichkeit, an Lungenkrebs zu erkranken, einen Herzinfarkt zu erleiden oder eine andere sich eine andere, durch Rauchen verursachte Krankheit zuzuziehen. Bedenken Sie dies und überlegen Sie sich, welches Leben Sie Ihrem Kind schenken wollen.

- **Alkohol:** Auch Alkohol gehört zu den Dingen, die während einer Schwangerschaft strengstens verboten sind. Der Konsum von Alkohol kann zu Fehlbildungen des Kleinen führen und so zu starken bleibenden Schäden führen. Es kann sogar so weit kommen, dass Ihr Kind nach der Geburt an Entzugserscheinungen leidet. Selbstverständlich sollten Sie auch keine anderen Rauschmittel während der Schwangerschaft zu sich nehmen und bei Medikamenten stets darauf hinweisen, dass Sie schwanger sind.

- **Rohes Obst und Gemüse:** Bei dem Verzehr von rohen Lebensmitteln müssen Sie auf folgendes achten. Obst und Gemüse werden Sie oft unverarbeitet verbrauchen. Es sollte jedoch stets sehr gut gereinigt werden. Besonders Früchte, die mit Schale gegessen werden, haben viele Schadstoffe und Spritzmittel auf dieser Schale angesammelt. Auch Salate, Gurken, Tomaten und andere Lebensmittel können dieses Problem aufweisen. Sie sollten die Nahrungsmittel deshalb vor dem Verzehr **gründlich säubern**. Dies kann mit Wasser oder sogar mit Essig geschehen. Essig desinfiziert, sodass äußere Schadstoffe abgewaschen werden. Darüber hinaus können Sie vorbeugen, in dem Sie mehr Lebensmittel kaufen, die aus ökologischem Anbau stammen.

- **Andere rohe Lebensmittel:** Fleisch, Fisch, Eier und Milchprodukte sollten Sie stets vollkommen garen. Es kann sonst zu einer Infektion kommen, die im Gehirn Ihres Kindes bleibende Schäden verursacht. Aus diesem Grund sollten Sie während Ihrer Schwangerschaft auf Lebensmittel verzichten, die nicht vollkommen gegart wurden. Hierzu gehören beispielsweise: *Büffelmozzarella, Mett, Sushi und Tartar.* Auch Steaks und andere Fleischprodukte sollten Sie nur in vollkommen garem Zustand verzehren. Vielen Frauen fällt dies schwer, da Sie gerade in der Zeit der Schwangerschaft besondere Gelüste entwickeln. Doch bedenken Sie das Risiko, welches für Ihr Kind entsteht, wenn Sie ein solches Nahrungsmittel zu sich nehmen. In vielen Fällen kann es sein, dass es zu keiner Infektion kommt und es gibt durchaus Frauen, die aus Unwissen nicht auf diese Nahrungsmittel verzichtet haben. Doch das Risiko ist hoch und da Sie nun über die möglichen Folgen dieser Lebensmittel aufgeklärt sind, können Sie Ihre Entscheidungen besser treffen.

- **Kaffee und andere Koffeingetränke:** Kaffee wird von vielen verteufelt, hat jedoch in geringen Mengen keinerlei negative Auswirkungen auf das gesunde Wachstum Ihres Babys. Jedoch hat zu viel Koffein negative Auswirkungen auf die Aufnahme von Eisen. Sie können also ohne Bedenken weiterhin Ihren Morgenkaffee genießen. Achten Sie jedoch darauf, nicht zu viele koffeinhaltige Getränke zu sich zu nehmen. Lesen Sie deshalb genau die Zutaten der Getränke, bevor Sie sie zu sich nehmen.

Unterstützung mit Vitaminen und Mineralien

Viele Frauen schwören auf eine vollkommen natürliche Schwangerschaft. Frauen vor mehreren Hundert Jahren brachten ihre Kinder schließlich auch auf die Welt. Die Medizin ist jedoch weit fortgeschritten und auch wenn die Aussage stimmt, dass Frauen bereits vor Jahrhunderten ihre Kinder auf die Welt brachten, so war doch die Rate der Fehlgeburten, Mangelerscheinungen und Risiken für die werdenden Mütter deutlich höher als heute.

Es stimmt, in den meisten Fällen würde eine Schwangerschaft auch ohne die Einnahme von zusätzlichen Vitaminen oder Mineralen normal verlaufen. Doch es handelt sich hierbei nicht um aggressive Chemikalien, Antibiotikum oder sonstige Medikamente, welche dem Kleinen Schaden zufügen könnten. Aus diesem Grund spricht auch nichts gegen die Einnahme von zusätzlichen Nährstoffen.

Die Schwangerschaft ist für den weiblichen Körper ein Prozess, welcher sehr viel Kraft kostet. Die Geburt steht bevor und mit ihr der größte Kraftakt im Leben einer Frau. Selbst wenn keinerlei Komplikationen auftreten und es sich um eine wahrhafte Traumgeburt handelt, so verliert die Frau eine große Menge Blut.

Es ist deshalb wichtig, den weiblichen Körper so gut wie nur irgend möglich zu unterstützen, damit er diese Hürden ohne Schäden nehmen kann. Darüber hinaus muss die werdende Mutter den Embryo während der Schwangerschaft mit allen notwendigen Nährstoffen versorgen, damit sich dieser problemlos entwickeln kann. Es gibt deshalb drei Möglichkeiten.

Entweder Ihr Körper versorgt den Embryo mit Nährstoffen und entzieht diese Ihrem Körper oder er hört auf, Ihr Baby zu versorgen, um Ihren eigenen Körper zu schützen. Im Idealfall jedoch nehmen Sie so viele Nährstoffe, Vitamine und Mineralien ein, wie Sie und Ihr Kind benötigen, sodass auf keiner Seite ein Defizit entsteht. Dies ist der Idealfall.

Es kann passieren, dass Sie im Alltag, welcher von Stress und Arbeit geprägt ist, nicht schaffen, all diese Nährstoffe täglich in Ihrer Ernährung zu integrieren.

In diesen Fällen ist es sehr hilfreich, mit Vitamin C Tabletten, Calcium oder Fettsäuren nachhelfen zu können. Auf diese Weise schaffen Sie es, sowohl Ihr Kind als auch sich selbst optimal zu versorgen. In jedem Fall sollte die Einnahme zusätzlicher Vitamine oder Mineralien unter Absprache mit Ihrem Arzt geschehen.

Einige Dinge sind in bestimmten Monaten der Schwangerschaft nicht vorteilhaft, andere hingegen werden in dieser Zeit besonders gebraucht und zeigen einen deutlich positiven Effekt. Es gibt jedoch auch bei einem Nährstoffmangel während der Schwangerschaft starke Komplikationen des Neugeboren, daher empfehle ich immer gewisse Nahrungsergänzung einzunehmen, da zum Beispiel der Folsäure-und Eisengehalt in der Schwangerschaft erhört ist. Deshalb gehen ich auf weitere Vitamine und Mineralstoffe genauer ein.

Übersicht der Vitamine und Mineralstoffe

1. Folsäure

Während der Schwangerschaft steigt der Folsäuregehalt von ca. **400 µg** zu **600- 800 µg**. Das liegt daran, dass es Ihrem Baby hilft, sein Neuralrohr zu entwickeln. Bei einem Mangel an Folsäure kann es daher zu einem Neuralrohrdefekt des Babys kommen, was schwerwiegende Folgen hätte. Um dies zu vermeiden, sollte man während der Schwangerschaft ein Präparat zu sich nehmen und sich nährstoffreich ernähren.

Mangelerscheinungen

- Änamiezeichen: Leistungsabfall, Blässe, Müdigkeit, Schlafstörungen, Kopfschmerzen
- Verdauungsproblem
- Appetitlosigkeit und Gewichtsverlust
- Zungenbrennen
- Gerötete glatte Zunge

Lebensmittel die reich an Folsäure sind *(*µg/100 g)

• Rinderleber (600 µg) • Weizenkeime (500 µg) • Sojabohnen (240 µg) • Weiße Bohnen (200 µg) • Grünkohl (190 µg) • Erbsen (155 µg	• Spinat (150 µg) • Haselnüsse (115 µg) • Brokkoli (115 µg) • Brie (80 µg) • Kirschen (75 µg) • Erdbeeren (45 µg)

Hinweis

Die Herangehensweise wie viel man in der Schwangerschaft einnehmen soll ist sehr unterschiedlich. Meine Erfahrungen sind die, das man in den ersten **12 Wochen** um die **800 µg** zu sich nimmt und die restlichen Monate **400 µg**. Dies sollte jedoch mit dem Arzt besprochen werden, da man viele Präparate auch nicht verträgt.

2. **Eisen**

Eisen ist ein essentielles Spurenelement und findet sich vor allem in tierischen und pflanzlichen Proteinquellen. Allerdings ist das dreiwertige Eisen aus pflanzlichen Quellen nicht so gut verfügbar wie das zweiwertige Eisen aus Fleisch. Eisen unterstützt unser Immunsystem und ist vor allem verantwortlich für die Bildung von Hämoglobin, welches im Blut für den Sauerstofftransport zuständig ist. Das Blutvolumen während der Schwangerschaft steigt und somit auch der Hämoglobinanteil.
Der Eisengehalt steigt somit von **15 mg** auf **30 mg**.

Mangelerscheinungen

- Brennende Lippen
- Schluckbeschwerden
- Brüchige Nägel
- Rotgeschwollene brennende Zunge
- Änamiezeichen: Leistungsabfall, Blässe, Müdigkeit, Schlafstörungen, Kopfschmerzen

Lebensmittel die reich an Eisen sind*(mg/100 g)*

• Entenleber (30 mg) • Schweineleber (22mg) • Weizenkleie (16mg) • Kürbiskerne (13 mg) • Hanfsaat (10 mg)	• Leinsamen (8 mg) • Linsen (8 mg) • Schwarzwurzel (8 mg) • Trockenfrüchte (7 mg) • Basilikum (6 mg)

Hinweis

Viele Ärzte raten dazu Eisentabletten während der Schwangerschaft zu sich zu nehmen. Ich bin der Meinung so lange die Eisenwerte in Ordnung sind und keine Mangelerscheinungen auftreten, kann eine ausgewogene Ernährung ausreichen. Zu viel Eisen kann nämlich auch Nebenwirkungen wie Verstopfungen, Bauchschmerzen oder Übelkeit verursachen.

3. Vitamine B12

Vitamine B12 ist enorm wichtig für unseren Körper und darf in unserem Speiseplan nicht fehlen. Leider kommt das Vitamine B12 fast nur in tierischen Eiweißen vor. *Im Kapitel „Vegan in der Schwangerschaft" gehe ich auf das Thema noch einmal genauer ein.* Vitamine B 12 ist sehr entscheidend für die Entwicklung des Gehirns und des Nervensystems. Daher sollte man darauf achten genug Vitamine B12 zu sich zu nehmen um Ihr ungeborenes Baby optimal zu versorgen. Empfehlt werden **4 µg/Tag** zu sich zu nehmen.

Mangelerscheinungen

- Änamiezeichen: Leistungsabfall, Blässe, Müdigkeit, Schlafstörungen, Kopfschmerzen
- Verdauungsproblem
- Neurologische Ausfälle ! (Kribbeln, Einschränkung des Vibrationssinn)
- Gerötete glatte Zunge

Lebensmittel die reich an Vitamine B12 sind(µg/100 g)

• Rinderleber (65 µg) • Leber (35-60 µg) • Rindfleisch (35 µg) • Kalbfleisch (25 µg)	• Schweinefleisch (15 µg) • Makrele (9 µg) • Hering (8 µg) • Lachs (5 µg)

Hinweis

Man sollte bis zu **2x** die Woche Fisch oder qualitativ hochwertiges Fleisch essen. Bei Veganer empfiehlt es sich zusätzlich Ratschläge vom Arzt Ihres Vertrauens zu holen. Im Bereich Rezepte finden Sie tolle Alternativen wie Sie Ihren Vitamine B12 Gehalt decken können.

4. **Kalzium**

Kalzium ist enorm wichtig für die Knochenstruktur und Zähne, für ein gesundes Herz und einen normalen Herzrhythmus Ihres Babys. Enthalten ist Calcium in vielen Milchprodukten, jedoch kann man Calcium wunderbar decken durch pflanzliche Lebensmitteln. Während der Schwangerschaft benötigt man **1000 mg/Tag.**

Mangelerscheinungen

- Krämpfe
- Herz- und Kreislaufprobleme
- Brüchige Fingernägel
- Haut- und Haarveränderungen
- Karies, Parodontose
- Verdauungsstörungen
- Störungen im Knochenstoffwechsel

Lebensmittel die reich an Kalzium sind *(mg/100 g)*

• Bergkäse (1000 mg) • Sesamsamen (760 mg) • Brokkoli (212mg) • Grünkohl (210 mg) • Feigen (190 mg) • Paranüsse (160 mg)	• Rucola (160 mg) • fettarmer Joghurt (115 mg) • fettarme Milch (120 mg) • Spinat (110 mg) • Fenchel (110 mg) • Mineralwasser (150 mg/l)

Hinweis

Damit überhaupt ausreichend Kalzium aufgenommen, braucht der Köper zusätzlich Vitamin D. Den Vitamin D ist eine Vorstufe von Kalzium. Wichtig ist, dass Sie sich deswegen viel im freien bewegen und genug Sonnenstrahlen abbekommen.

5. Vitamine D

Vitamine D ist einmal wichtig für die Gesundheit des Knochens und sehr relevant für die Regulation unseres Immunsystem. Es wird hauptsächlich mit Hilfe von Sonnenlicht in der Haut gebildet. Es gibt zwar einige Lebensmittel die sehr reich an Vitamine D sind, aber am besten eignet sich ein langer Spaziergang im Freien. Die Dosierung von Vitamine D ist sehr unterschiedlich und ist abhängig von Körpergewicht, Sonnenexposition und der Ernährung. Schwangere sollten einen Vitamine D- Spiegel zwischen **40 und 60 ng/ml** besitzen.

Mangelerscheinungen

- Infektanfälligkeit
- Müdigkeit und Abgeschlagenheit
- Depressionen
- Störungen des Knochenstoffwechsels (Osteoporose)
- Gelenk- und Gliederschmerzen

Lebensmittel die reich an Vitamine D sind (µg/100g)

• Lebertran (300 µg) • Geräucherter Aal (90 µg) • Hering (25 µg) • Lachs (16 µg)	• Avocado (5 µg) • Ei (3 µg) • Steinpilz (2 µg) • Champignons (2 µg) • Thunfisch (5 µg)

Hinweis

Machen Sie tagsüber Spaziergänge und tanken Sie Sonnenstrahlen. Nämlich ein ausreichend langer Aufenthalt im Freien und die damit verbundene UV-Strahlung gleichen das Defizit von Vitamine D aus. Problematisch kann der Vitamine D Gehalt in den Wintermonaten oder in Regionen wo die UV-Strahlung sehr gering ausfällt werden.

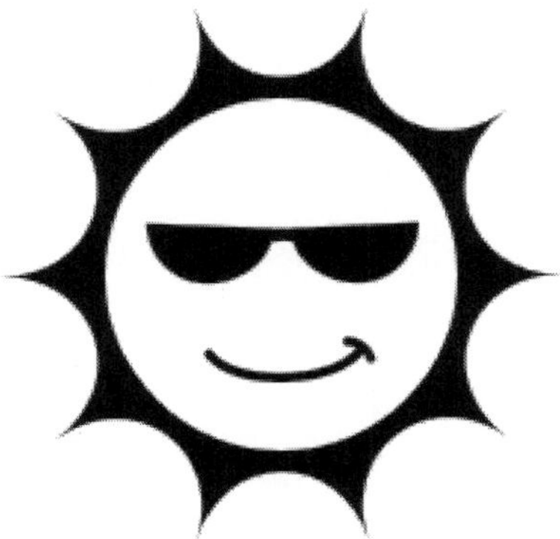

6. **Magnesium**

Das Mineralstoff Magnesium beeinflusst die Erregbarkeit der Muskulatur und der Nerven und reguliert den Energiestoffwechsel. Magnesium wird nicht vom menschlichen Körper produziert und muss über die Ernährung aufgenommen werden. Man benötigt in der Schwangerschaft ca. **450 bis 500 Milligramm/Tag** Magnesium.

Mangelerscheinungen

- Krampfneigung steigt
- Muskelzuckungen
- Schlafstörungen
- erhöhte Nervosität
- innere Unruhe
- Abgeschlagenheit
- chronische Müdigkeit

Lebensmittel die reich an Magnesium sind *(mg/100 g)*

• Kürbiskerne (534 mg) • Sonnenblumenkerne (420 mg) • Sojabohne (240 mg) • Bitterschokolade (170 mg) • Garnelen (65 mg)	• Bananen (36 mg) • Fisch (30-40 mg) • Avocado (30 mg) • Käse (30mg) • Buttermilch (15mg) • Spinat (58 mg)

Hinweis

Wenn man trotz ausgewogener Ernährung an Mangelerscheinung leidet, dann wäre es ratsam einen Arzt aufsuchen, die die Werte überprüfen.
Magnesium kann eine Wehen hemmende Wirkung besitzen und man sollte ab der **34/36** Schwangerschaftswoche auf Magnesiumpräparate verzichten.

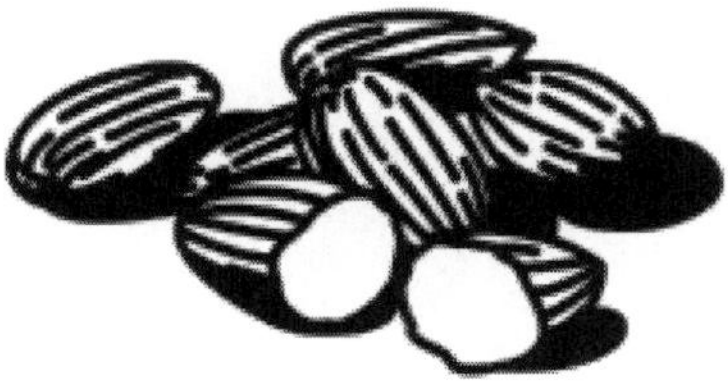

7. Jod

Jod ist ein essenzielles Spurenelement für unseren Körper. Es ist für die Aufrechterhaltung der lebenswichtigen Funktion der Schilddrüse verantwortlich. In der Schilddrüse werden wichtige Hormone (T3 und T4) gebildet, die lebenswichtige Vorgänge in unseren Körper regulieren (Stoffwechsel, Gehirnfunktion, Knochenbildung, Wachstum). In der Schwangerschaft benötigt man **230 µg Jod/Tag**.

Mangelerscheinungen

- Antriebslosigkeit
- Schlafstörungen (vermehrtes schlafen)
- Konzentrationsstörungen
- Kälteempfindlichkeit
- Müdigkeit

Lebensmittel die reich an Jod sind (µg/100 g)

• Schellfisch (840 µg) • Seelachs (320 µg) • Scholle (190 µg)	• Miesmuschel (95 µg) • Kabeljau (90 µg) • Thunfisch (15 µg)

Hinweis

Ein Jodmangel in der Schwangerschaft kann zu einem erhöhten Risiko an einer Fehlgeburt führen. Außerdem kann es zu einer Fehlentwicklung Ihres Babys kommen. Daher sind eine regelmäßige Kontrolle und eine ausgewogene Ernährung umso wichtiger. Ich empfehle **1-2 x** in der Woche jodhaltigen Fisch zu essen.

Probleme in der Schwangerschaft

Schwangerschaftsdiabetes

Die Schwangerschaft hat schwerwiegende Folgen auf den Stoffwechsel der Frau. Auch wenn Sie unter normalen Umständen kein Diabetes haben und diese Erkrankung für Sie nie zur Debatte stand, kann es während der Schwangerschaft zu einer Insulinresistenz kommen, welche das sogenannte Schwangerschaftsdiabetes verursacht. Aus diesem Grund wird Ihr Gynäkologe in regelmäßigen Abständen Tests durchführen, um eine solche Erkrankung so schnell wie möglich zu erkennen. Problematisch ist häufig, dass es oft bis Ende der Schwangerschaft keine Beschwerden auslöst.

Anzeichen wären ein sehr starkes Durstgefühl, häufiger Harndrang und extreme Müdigkeit. Jedoch können das auch ganz normale Anzeichen einer Schwangerschaft sein und sollten ärztlich abgeklärt werden.

Sie können der Wahrscheinlichkeit des Auftretens von Diabetes in der Schwangerschaft mit Hilfe einer ausgewogenen Ernährung aktiv entgegenwirken. Wichtig ist hierbei, dass Sie den Konsum von Zucker, hierzu gehört auch Fruchtzucker, im Auge behalten. Auch Kohlenhydrate sollten Sie hierbei etwas zurückschrauben. Dabei geht es nicht darum, eine kohlenhydratarme Diät zu beginnen. Sie möchten während Ihrer Schwangerschaft kein Gewicht verlieren und auch eine strenge Diät ist nicht einzuhalten, solange dies nicht von Ihrem Arzt vorgeschrieben wurde. Doch nehmen Sie das Risiko von Schwangerschaftsdiabetes ernst, da die Folgen sowohl für Sie selbst, als auch für Ihr Kind, schwerwiegend sein können. Sobald eine Diagnose von Schwangerschaftsdiabetes steht, wird Sie Ihr

Gynäkologe bis ins Detail darüber aufklären, wie Sie vorzugehen haben und welche Probleme Sie umgehen müssen.

Ratschläge

1. Essen Sie Vollkornprodukte. Heißhungerattacken werden reduziert und die Insulinausschüttung verlangsamt.
2. Essen Sie viel Gemüse und Obst. Beim Obst jedoch auf den Fruchtzucker achten.
3. Versuche Sie Süßigkeiten zu vermeiden.
4. Trinken Sie viel Wasser und Tee.

Listeriose

Die Listeriose ist einer Erkrankung, die von Bakterien ausgelöst wird und in der Schwangerschaft vorkommen. Jedoch ist es eine seltene Erkrankung. Man sollte trotzdem wissen wie man sich davor schützen kann.

Die Übertragung entsteht v.a. durch Rohmilch, Butter und Käse diaplazentar (von der infizierten Mutter auf das ungeborene Kind).

Symptome wären Grippe ähnliche Beschwerden.

- Fieber
- Schüttelfrost
- Muskelschmerzen
- Übelkeit
- Erbrechen
- Durchfall

Ratschläge

1. Milch, Butter oder Käse, die nicht pasteurisiert sind.
2. Schimmelkäse vermeiden (Brie, Blauschimmelkäse).
3. Pasteten vermeiden.
4. Ungekochte Fertiggerichte.
5. Überprüfen Sie die Verfallsdaten der Lebensmittel.
6. Gründlich die Hände waschen vor und nach dem Essen.
7. Reinigen Sie gründlich die Kochutensilien.

Beim Verdacht sofort zum Arzt!

Toxoplasmose

Die Toxoplasmose ist eine Infektion, die von Parasiten verursacht wird.

Die Übertragung entsteht über Katzenkot, diaplazentar bei Erstinfektion der Mutter während der Schwangerschaft. Jedoch auch von dem Verzehr von rohen oder halbgaren Fleisch.

Es können folgende Symptome auftreten.

- Kopfschmerzen
- Muskelschmerzen
- Völlige Erschöpfung
- Grippeartige Symptome
- Evtl. geschwollene Lymphknoten

Ratschläge

1. Hände waschen vor dem Kochen und Essen.
2. Kochutensilien und Oberflächen reinigen.
3. Salate und Obst gründlich vor dem Verzehr waschen.
4. Fleisch immer gar braten!
5. Trinken Sie keine Milch/Ziegenmilch, die nicht pasteurisiert ist.
6. Nicht in Kontakt mit Katzenklo kommen. Falls Sie selbst eine Katze besitzen, sollte sich in der Zeit jemand anders um das Katzenklo kümmern. Ansonsten Handschuhe anziehen und danach gründlich die Hände waschen.

Beim Verdacht sofort zum Arzt!

Der Blutdruck in der Schwangerschaft

1) Hypotonie

Die Hypotonie wird definiert als chronisch erniedrigte Blutdruckwerte, die im Normalfall harmlos sind, jedoch in der Schwangerschaft gefährliche Folgen haben können.

Der normale Blutdruck liegt bei 120/80 mmHg. Ein Wert von **100/60 mmHg** wird als eine Hypotonie bezeichnet.

Die Ursache eines zu niedrigen Blutdruckes ist sehr unterschiedlich. Die häufigste Form ist idiopathisch (unbekannt). Es können aber auch Stress und mangelnde Bewegung eine Hypotonie verursachen.

Es können folgende Symptome auftreten.

- Schwindel
- Müdigkeit
- „Schwarzwerden" vor den Augen
- evtl. kurze Bewusstlosigkeit.
- eingeschränkte Konzentrationsfähigkeit
- Kopfschmerzen
- Ohrensausen
- Kalte und blasse Extremitäten
- Schlafstörungen

In der Schwangerschaft kann eine Hypotonie zu Komplikationen führen, da evtl. die Gebärmutter nicht ausreichend mit Blut versorgt wird.

Ratschläge

1) Regelmäßige Überwachung des Blutdruckes
2) Keine Kreislaufanregende Medikamente zu sich nehmen, da diese eine Entwicklungsstörung des Babys verursachen kann.
3) Wechselduschen sollten morgens und abends in den Alltag eingebaut werden. Dies bringt den Kreislauf in Schwung.
4) Sportarten wie Schwimmen, Walking oder Yoga verbessern die Kreislaufsituation und die allgemeine Fitness.
5) Aktivieren Sie morgens vor dem Aufstehen die Muskelpumpe. Indem Sie die meine höher als den Oberköper haben und den Fuß hoch und runter bewegen.
6) Verbringen Sie viel Zeit im Freien.
7) Und natürlich…Ernähren Sie sich ausgewogen.

2) Hypertonie

Die Hypertonie wie als Bluthochdruck bezeichnet und der Wert liegt **bei 140/90 mmHg.**

Die häufigste Ursache ist zu 90% eine essentielle Hypertonie, d.h. es liegt ein Hochdruck vor ohne weitere Erkrankung. Begünstigende Faktoren wären familiär-erbliche Veranlagung, Übergewicht, Bewegungsmangel, salzreiche Ernährung, Alkohol- und Nikotinmissbrauch oder Stress.

In der Schwangerschaft wird der hohe Blutdruck auch Gestationshypertonie bezeichnet und kann Komplikationen auslösen. Die Ursache ist wohl der vermehrte Zuwachs des Blutes im Blutkreislauf und die Umstellung des Stoffwechsels.

Es können folgende Symptome auftreten.

- Kopfschmerzen
- Sehstörungen
- Übelkeit
- Schwindel

Ratschläge

- Nicht zu stark das Essen salzen.
- Kneippsche Güsse, um den Kreislauf zu stärken, anwenden
- Entspannen Sie sich mit Yoga, Meditation oder Entspannungstechnicken nach Jacobsen.
- Viel trinken und natürlich eine ausgewogene Ernährung.
- Bei zu hohem Blutdruck kontaktieren Sie den Arzt.

Häufige Fehler

Eigentlich können Sie nicht viel falsch machen. Es handelt sich nicht um eine strikte Diät, bei welcher Sie bestimmte Regeln befolgen müssen. Der Grundsatz ist, dass es Ihnen und dem Kind gut gehen sollte und Sie eine ausgeglichene Ernährung anstreben sollten, damit Sie dies erreichen können. Dennoch begehen viele Frauen einige gravierende Fehler bei der Ernährung während ihrer Schwangerschaft. Damit Ihnen diese Fehler nicht unterlaufen können, gebe ich Ihnen in diesem Kapitel einige wichtige Ratschläge mit auf den Weg. Auf diese Weise sollte es Ihnen gelingen, gravierende Fehler zu umgehen und die Ernährung während Ihrer Schwangerschaft bestmöglich zu meistern.

- **Zu große Mengen essen:** Während der ersten Schwangerschaftswochen haben einige Frauen noch überhaupt keine Nebenerscheinungen. Während manche werdenden Mütter bereits ab dem ersten Tag deutliche Veränderungen ihres Körpers bemerken, ist die Schwangerschaft bei anderen noch überhaupt nicht zu bemerken. Doch mit dem Fortgang der Schwangerschaft verändert sich der weibliche Körper deutlich. Einige Frauen ignorieren die körperlichen Veränderungen und nehmen zu den Mahlzeiten zu große Portionen zu sich. Achten Sie darauf, dass Sie kleinere Portionen essen. Sie können stattdessen lieber öfter essen, da kleine Mengen für Ihren Körper sehr viel einfacher zu verdauen sind.

- **Saure Lebensmittel:** Saure Lebensmittel, wie beispielsweise Citrusfrüchte, können das Sodbrennen während der Schwangerschaft noch verstärken. Doch auch Schokolade oder scharfe Soßen können Sodbrennen verursachen. Achten Sie darauf, vor allem am Abend milde Nahrungsmittel zu sich zu nehmen. Ein Glas Milch kann Ihren Magen abends etwas beruhigen.

- **Zu große Portionen am Abend:** Besonders abends sollten Sie Ihre Essgewohnheiten im Blick haben. Sicher, die Versuchung ist groß, nach einem anstrengenden Arbeitstag noch einen Burger zu essen oder vielleicht auch eine Pizza. Doch bedenken Sie, welche Folgen dies auf Ihre Verdauung hat. Ist es die Pizza wirklich wert, die gesamte Nacht wach im Bett zu liegen und sich hin und her zu wälzen?

- **Zu wenig Abwechslung:** Sicher, der Alltag ist hart und die Arbeit schwer, doch achten Sie bitte während Ihrer Schwangerschaft ganz besonders auf eine abwechslungsreiche Ernährung. Oft passiert es, dass wir aus Gewohnheit zu immer den gleichen Lebensmitteln greifen. Besonders in der Zeit der Schwangerschaft, wenn die Gelüste uns dazu verführen, jeden Abend eine große Portion Spaghetti mit Pesto zu vertilgen. Achten Sie darauf, ausreichend Abwechslung in Ihre Ernährung zu bringen. Probieren Sie unterschiedliche Fleischprodukte, Gemüsesorten und Früchte aus. Greifen Sie zu verschiedenen Snacks und Quellen für Kohlenhydrate.

- **Allen Gelüsten nachgeben:** Viele Frauen begehen den Fehler, die Schwangerschaft als Entschuldigung zu nehmen, um ihre gesunde Ernährung über Bord zu werfen und allen Gelüsten nachzugeben. Sicher, Ihre Schwangerschaft ist ein guter Zeitpunkt, um etwas entspannter zu sein und keine strenge Diät mehr zu verfolgen. Doch sollten Sie stets ein Gleichgewicht finden. Geben Sie einigen Wünschen nach, machen Sie sich glücklich, doch achten Sie trotzdem auf den Energiegehalt und die Inhaltsstoffe der Nahrungsmittel. Der richtige Mittelweg ist hier die beste Lösung. Denn vergessen Sie nicht, auch wenn Sie während der Schwangerschaft Kilos zunehmen, so müssen Sie diese später wieder loswerden.

- **Zu wenig Nahrung:** Einige Frauen gebrauchen die Schwangerschaft, um für zwei zu essen. Dies ist sicherlich übertrieben, denn Ihr Kind verbraucht noch nicht die gleiche Menge an Nährstoffen, wie ein ausgewachsener Mensch. Andere Frauen hingegen tendieren zu dem anderen Extrem und blenden Ihre Schwangerschaft vollkommen aus. Doch auch wenn Sie in den ersten Monaten vielleicht noch nichts von Ihrem kleinen Kind spüren, so wächst es doch stetig in Ihnen heran und benötigt eine große Menge an Energie, Nährstoffen und Mineralen.

Rezepthinweis

Abkürzungen für die Rezepte

Pck. = Packung

St = Stück

g = Gramm

kg = Kilogramm

ml = Milliliter

cm = Zentimeter

cl = Zentiliter

l = Liter

Msp. = Messerspitze

TL = Teelöffel

EL = Esslöffel

n.B.= nach Bedarf

Nährwerte: E = Eiweiß /KH = Kohlenhydrate /F = Fette

Die Nährwertangaben werden für pro Portionen gerechnet.

Allgemeine Information

Bei vielen Hauptgerichten sind keine Beilagen dabei, da ich der Meinung bin das man weiß wie man Kartoffeln, Reis oder Nudeln zubereitet. Bitte beachten Sie, dass sich die Nährwerte verändern. Zur Orientierung habe ich Ihnen eine Liste mit gesunden Beilagen erstellt. Diese müssen Sie dann nur zu den Gerichten multiplizieren. (*Kcal/100g ungekocht)*

• Nudeln (352 kcal) • Reis (352 kcal) • Kartoffeln (70 kcal)	• Quinoa (374 kcal) • Süßkartoffeln (86 kcal) • Buchweizen (346 kcal)

Außerdem habe ich die Gerichte so ausgewählt, dass man diese schnell zubereiten kann und auf exotische Zutaten verzichtet. Da ich selber weiß wie ungern man in der Schwangerschaft kochen möchte (Vor allem in der Nullbockphase).

Nützliche Tipps

1. Zu jeder Mahlzeit 1-2 Gläser Wasser trinken und auf kalorienreiche Getränke wie Cola verzichten.
2. Pro Tag 5x Salat, Gemüse oder Obst zu sich nehmen, um den Vitamine- und Mineralstoffgehalt zu decken.
3. Zu jeder Hauptmahlzeit Kartoffeln oder Getreide essen (Brot, Reis, Bulgur, Quinoa, Nudeln)
4. Pro Tag 3x fettarme Milchprodukte essen. (1 Glas Milch, 1 Joghurt, 1 Scheibe Käse)
5. Pro Woche 3x mageres Fleisch und pro Woche 1-2x Fisch (1x davon fettreichen und jodhaltigen Fisch – Hering, Makrele, Lachs-)
6. 1-2 EL Pflanzenöl pro Tag sind zu empfehlen.

Schutz vor Bakterien und Co

1. Keine rohen Lebensmittel vom Tier (Fisch, Eier, Fleisch, Rohmilch) zu sich nehmen und erhitzen Sie diese Lebensmittel bei 70 Grad für mindestens 2 Minuten.
2. Salat, Gemüse und Obst immer gründlich waschen.
3. Vor und nach dem Essen die Hände desinfizieren.
4. Lagern und verarbeiten Sie rohe Lebensmittel getrennt.

Vorspeisen

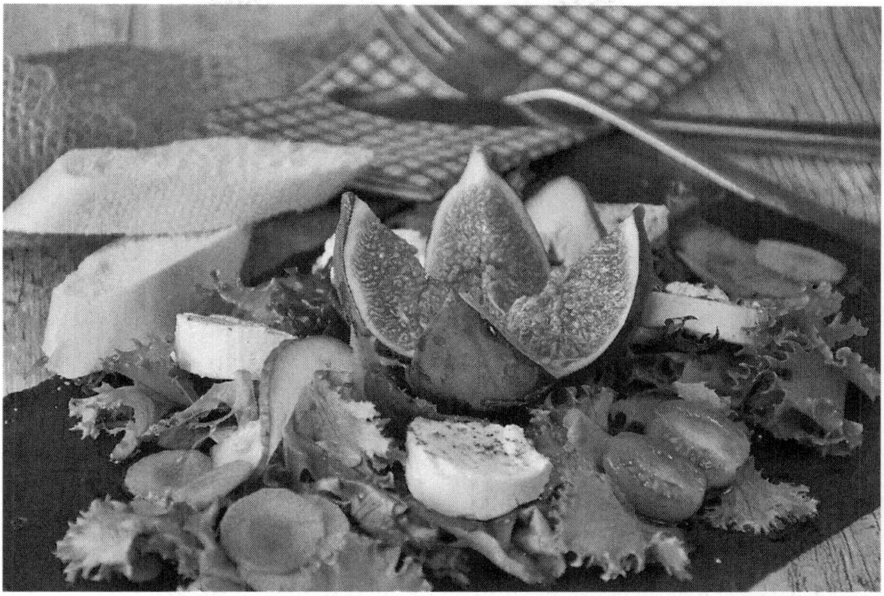

Hirsesuppe mit Tomaten

Was Sie wissen sollten.

Hirse ist eine tolle und gesunde Alternative mit hohem Anteil von Zink und Eisen.

 _25_ Minuten  leicht 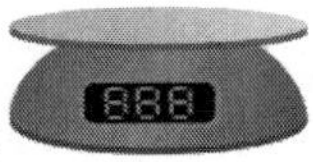 256 kcal pro Portion

Zutaten für 2 Portion

- 3 EL Hirse
- 1 Zwiebel
- 1 Knoblauchzehe
- 1 Dose passierte Tomaten
- 1 EL Honig
- Prise Pfeffer
- 1 EL Olivenöl
- 80 g Fetakäse

Zubereitung

1. Das Öl in eine Pfanne geben und den Knoblauch, sowie die Zwiebeln darin anschwitzen.
2. Die passierten Tomaten dazugeben und mit Pfeffer, sowie Honig abschmecken.
3. Die Hirse waschen und für ca.**20 Minuten** in der Pfanne mit köcheln lassen.
4. Nochmal mit etwas Honig und Pfeffer abschmecken und dann für ½ **Minute** den Fetakäse dazugeben.

Nährwerte: E:11/KH:25/F:13

Gemüse-Bratlinge

35 Minuten mittel 298 kcal pro Portion

Zutaten für 2 Portion

• 60 g Hirse	• 40 g geriebener Käse
• ½ Zwiebel	• 1 EL Semmelbrösel
• 1 Möhre	• 150 ml Gemüsebrühe
• 100 g Blumenkohl	• Etwas Öl
• 1 Ei	• Etwas Salz und Pfeffer

Zubereitung

1. Etwas Öl in die Pfanne geben, die Zwiebeln würfeln und anschwitzen lassen.
2. Die Hirse waschen und dazugeben.
3. Mit der Gemüsebrühe ablöschen und für ca. **15 Minuten** köcheln lassen.
4. Danach mit Pfeffer und Salz würzen, die Pfanne vom Herd nehmen und es für weitere **15 Minuten** quellen lassen.
5. In der Zwischenzeit Das Gemüse waschen, schälen und klein raspeln.
6. Dann die Gemüseraspeln mit der Hirsemasse vermengen und das Ei, den Käse und die Semmelbrösel unterrühren.
7. Die Masse in kleine Bratlinge formen und in einer Pfanne von beiden Seiten für **2-3 Minuten** anbraten.

Nährwerte: E:14/KH:35/F:12

Hirsesalat mit Curry

Das sollten Sie wissen.

Curry hat sehr positive Effekte auf die Gesundheit. Vor allem die Hauptzutat Kurkuma. Zwar ist Kurkuma in der heutigen Zeit noch sehr unbekannt, aber Studien belegen die positive Wirkung auf Körper und Geist.

 25 Minuten  mittel 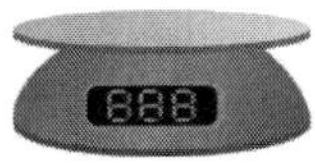 328 kcal pro Portion

Zutaten für 2 Portion

• 60 g Hirse	• 120 ml Wasser
• 100 g Paprika	• 2 EL Joghurt
• 120 g Hähnchenfleisch	• 1 TL Kokosraspeln
• 1 EL Mango Chutney	• Etwas Öl
• 1 TL Curry	• Zitrone (Saft)

Zubereitung

1. Die Hirse waschen und im Wasser(120 ml) kochen lassen.
2. Die Paprika und das Hähnchenfleisch klein schneiden und mit etwas Öl in einer Pfanne anbraten. Mit etwas Pfeffer und dem Saft der Zitrone verfeinern.
3. In der Zwischenzeit das Mango Chutney mit Joghurt, Curry und Kokosraspeln vermengen.
4. Die Hirse, sowie das Fleisch anschließend dazugeben und alles miteiandern vermengen.

Nährwerte: E:20/KH:26/F:12

Karottenkürbisuppe

Was Sie wissen sollten.

Karotten und Kürbis besitzen Betacarotin und sättigen ohne Völlegefühl. Betacarotin wird im Körper zu Vitamine A umgewandelt, was sehr wichtig für die Sehstärke ist. Zusätzlich hat es eine wichtige Funktion für unser Immunsystem.

__35__ Minuten leicht 155 kcal pro Portion

Zutaten für 4 Portionen

• 500 g Kürbis • 2 Zwiebeln • 200 g Karotten • 100 g Kartoffeln	• 600 ml Gemüsebrühe • Etwas Salz, Pfeffer, Muskat • Etwas Petersilie • 2 EL Öl

Zubereitung

1. Den Kürbis schneiden, entkernen und das Fruchtfleisch in kleine Stücke schneiden.
2. Die Zwiebeln, die Kartoffeln, sowie die Karotten schälen und klein schneiden.
3. Die geschälten Zutaten mit etwas Öl in einen Topf geben und bei mittlerer Temperatur für ca. **5 Minuten** scharf anbraten.
4. Dann die Gemüsebrühe dazu geben, mit den Gewürzen alles verfeinern und für ca. **20 Minuten** köcheln lassen.
5. Nochmal abschmecken und mit einen Pürierstab es fein pürieren.
6. Servieren und mit den Petersilien verfeinern.

Nährwerte: E:4/KH:28/F:4

Kürbissalat mit Ziegenkäse

30 Minuten mittel 160 kcal pro Portion

Zutaten für 2 Portionen

- 300 g Kopfsalat
- 120 g Kürbis
- 1 Zwiebel
- 1 EL Pinienkerne
- 10 g Ziegenkäse
- 20 ml Balsamico
- Prise Salz und Pfeffer
- 1 EL Kürbiskernöl
- 1 TL Honig

Zubereitung

1. Den Kürbis entkernen, schälen, klein schneiden und im Backofen bei 200° C für **20 Minuten** garen.
2. In der Zwischenzeit den Salat waschen, abtropfen, klein schneiden und in eine Schüssel geben.
3. Die Zwiebeln schälen, in Ringe schneiden und zum Salat geben.
4. Für das Dressing alle Zutaten vermengen und abschmecken.
5. Nun müsste der Kürbis fertig sein. Diesen abkühlen und auf dem Blattsalat verteilen.
6. Mit dem Dressing verfeinern und den Ziegenkäse klein schneiden und über den Salat verteilen.

Nährwerte: E:6/KH:14/F:9

Möhrenpuffer

Was Sie wissen sollten.

Petersilie besitzen viel Chlorophyll, was das Blut in unseren Körper reinigt und die Niere, sowie Leber entgiftet. Außerdem ist es eine gute Quelle um unseren Mineralstoff und Spurenelementhaushalt zu decken. Des Weiteren hat es jede Menge Vitamine. Unter anderen wird behauptet, das es viel Vitamine B12 besitzt. Dies wäre vor allem für Veganer interessant, das Vitamine B12 „fast" nur in Fleisch enthalten ist.

20 Minuten mittel 241 kcal pro Portion

Zutaten für 2 Portionen

- 350 g Möhren
- 1 Zwiebel
- 1 Bund Petersilie
- 1 Ei
- Prise Pfeffer und Salz
- 2 EL Haferflocken
- Etwas Öl

Zubereitung

1. Die Möhren waschen schälen und grob reiben.
2. Zwiebel schälen und in kleine Würfel schneiden.
3. Die Möhren mit Zwiebeln und allen anderen Zutaten vermengen und für **25 Minuten** ruhen lassen.
4. Das Öl in einer Pfanne erhitzen und kleine Puffer ausbacken.

Nährwerte: E:9/KH:30/F:8

Paprikasuppe

20 Minuten leicht 146 kcal pro Portion

Zutaten für 3 Portionen

- 300 g Paprika
- 1 Zwiebel
- 1 Knoblauchzehe
- 500 ml Gemüsebrühe
- Prise Pfeffer, Paprikapulver, Salz
- Etwas Currypulver
- 100 ml Sahne

Zubereitung

1. Die Paprika, Zwiebeln und Knoblauchzehe schälen, waschen und klein schneiden.
2. Die Gemüsebrühe aufkochen lassen und die geschälten Zutaten dazugeben.
3. Alles für ca. **10-15 Minuten** weich kochen lassen und anschließend pürieren.
4. Die Sahne und die Gewürze dazugeben.
5. Abschmecken und nochmal alles gut miteinander verrühren.
6. Wer will kann dann noch frische Kräuter dazugeben.

Nährwerte: E:3/KH:12/F:10

Was Sie wissen sollten.

Paprika und Tomaten sind reich an Vitamine E, Beta-Carotin, Folsäure und besonders Vitamin C. Dadurch wird das Immunsystem gestärkt und die Aufnahme von Eisen gefördert.

 15 Minuten  leicht 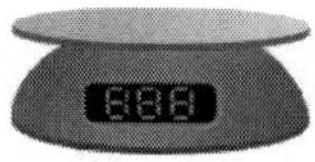 96 kcal pro Portion

Zutaten für 2 Portionen

- 1 Paprika
- ½ Apfel
- 2 Tomaten
- 80 g Gurke
- ½ Zwiebel
- 1 EL Olivenöl
- Prise Salz und Pfeffer

Zubereitung

1. Das Gemüse und den Apfel waschen, entkernen und in kleine Würfel schneiden.
2. Alles in eine Schüssel geben und mit Öl, Pfeffer und Salz abschmecken.
3. Wer möchte kann noch etwas Minze dazugeben.

Dieser Salat schmeckt vor allem im Sommer und ideal dazu passt ein selbstgemachtes Brot.

Nährwerte: E:2/KH:16/F:3

Rote-Bete-Salat

Was Sie wissen sollten.

Rote Bete ist reich an Vitamin B, Eisen, Kalium und Folsäure. Zusätzlich stärkt es das Immunsystem. Für mich ein Muss in jeder Küche.

__10__Minuten leicht 256 kcal pro Portion

Zutaten für 2 Portionen

- 1 große Rote Beete
- 2 Knoblauchzehen
- 2 Esslöffel Olivenöl
- 50 g Walnüsse

Zubereitung

1. Als erstes die Rote Beete roh raspeln, die Knoblauchzehen fein hacken oder pressen und die Wallnüsse klein hacken.
2. Dann die geraspelte rote Beete, die feinen Knoblauchstückchen und die Wallnüsse schön zusammen vermengen.
3. Als letzter Schritt wird dann der Pfeffer, Salz und ca. 2-3.Esslöffel Olivenöl dazu gegeben und miteinander vermengt.

Nährwerte: E:6/KH:10/F:22

Rote Bete Suppe

__60__Minuten leicht 161 kcal pro Portion

Zutaten für 2 Personen

- 300 g Rote Bete
- 1 Zwiebel
- ½ Apfel
- 500 ml Gemüsebrühe
- 2 EL Öl
- Prise Pfeffer und Salz
- Prise Meerrettich
- ½ Bund Dill

Zubereitung

1. Die Rote-Beete, die Zwiebeln und den Apfel schälen, waschen und in Scheiben schneiden.
2. Eine Pfanne mit etwas Öl erhitzen, Zwiebeln, Apfel, Rote Beete und den Meerrettich darin anschwitzen lassen.
3. Das Ganze wird nun mit Gemüsebrühe abgelöscht und bei niedriger Temperatur für **60 min** gekocht.
4. Danach das Ganze pürieren, mit etwas Pfeffer, Dill verfeinern und servieren.

Nährwerte: E:4/KH:23/F:6

Rucola Erdbeeren Salat

Was Sie wissen sollten.

Rucola hat einen hohen Gehalt an Folsäure und Jod. Dadurch ist es ein Must-Have-Lebensmittel in der Schwangerschaft.

 __20__ Minuten  leicht 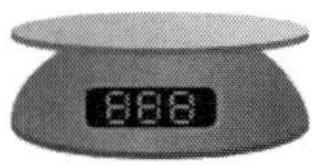 354 kcal pro Portion

Zutaten für 2 Portionen

• 2 Bund Rucola • 200 g Erdbeeren • 50 g Pinienkerne • 1 Stück Frühlingszwiebel	**Dressing** • Prise Pfeffer und Salz • 2 TL Honig • 2 EL Balsamico • 4 EL Olivenöl

Zubereitung

1. Den Rucola, die Erdbeeren waschen, Stiel entfernen und klein schneiden.
2. Die Frühlingszwiebel waschen, klein schneiden und vermengen mit dem Rucola.
3. Für das Dressing die Zutaten vermengen und abschmecken.
4. Dann etwas Öl in die Pfanne geben und die Pinienkerne anrösten lassen.
5. Die Erdbeeren und die Pinienkerne zum Rucola geben, das Dressing dazu geben und genießen.

Nährwerte: E:9/KH:15/F:24

Rucola-Limettensuppe

Was Sie wissen sollten.

Limetten besitzen viel Vitamin C, Vitamin A, Folsäure, Antioxidantien und Kalium. Sie sind somit eine gute Ergänzung in der Schwangerschaft.

 30 Minuten  leicht 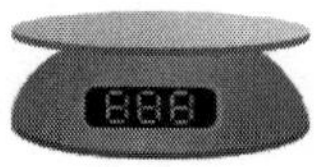 146 kcal pro Portion

Zutaten für 2 Portionen

• 200 g Rucola	• 2 EL Joghurt
• 1 Zwiebel	• 3 EL Limettensaft
• 1 Knoblauchzehe	• Prise Pfeffer und Salz
• 400 ml Gemüsebrühe	• 1 EL Olivenöl
• 50 g Kartoffeln	

Zubereitung

1. Die Zwiebeln, Knoblauchzehe schälen, fein würfeln und in einer Pfanne andünsten.
2. Währenddessen die Kartoffel schälen, klein schneiden und dazugeben.
3. Nach ca. **5 Minuten** mit der Gemüsebrühe ablöschen und alles für **20 Minuten** aufkochen lassen.
4. Dann Pfeffer, Salz, Limettensaft, Joghurt und den Rucola dazu geben.
5. Nochmal aufkochen lassen und genießen.

Hinweis: *Wer während der Schwangerschaft an Sodbrennen leidet, sollte das Gericht meiden, da man durch die Citrusfrucht eventuell die Symptomatik verstärken kann.*

Nährwerte: E:5/KH:13/F:8

Feigen-Ziegenkäse

Was Sie wissen sollten.

Feigen helfen während der Schwangerschaft wenn man Verdauungsprobleme hat, da die Frucht sehr Ballaststoffreich ist. Es enthält außerdem viel Vitamin B1 und Natrium, Kalium, Calcium, Magnesium und Phosphor.

 __20__ Minuten  mittel 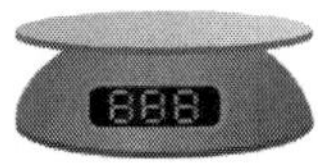

434 kcal pro Portion

Zutaten für 2 Portionen

• 4 Feigen • 100 g Ziegenkäse • 150 g Rucola	• 1 Limette (Saft) • 2 EL Balsamico • 2 EL Olivenöl • 1 EL Honig

Zubereitung

1. Rucola waschen und in eine Schüssel legen.
2. Den Ziegenkäse klein schneiden und mit Pfeffer, Salz würzen. Dann zu dem Rucola hinzufügen und gut mit dem Ziegenkäse vermengen.
3. Feigen klein schneiden und dazu geben.
4. Für die Salatsauce Olivenöl, Zitronensaft, Honig, Pfeffer und Salz zusammen vermengen. Alles dann gut mit dem Rucola-Ziegenkäse-Salat vermengen.

Nährwerte: E:13/KH:29/F:23

Mangosalat

Was Sie wissen sollten.

Mangos sind aufgrund ihres geringen Säuregehaltes eine beliebte Zutat in der Schwangerschaft. Zudem sind sie ***sehr gut verdaulich*** *und können sogar leicht abführend und entwässernd wirken. In den Mangos stecken voller Vitamin C, Vitamin E, B-Vitamine und Folsäure. Diese Vitamine sind unter anderem wertvoll für das Immunsystem.*

 15 Minuten  leicht 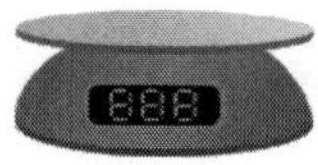 273 kcal pro Portion

Zutaten für 2 Portionen

• 125 g Rucola • 2 Möhren • ¾ reife Mangos • evtl. Pinienkerne • 3 EL Olivenöl	• 3 EL hellen Balsamico • Etwas Muskat • Prise Salz und Pfeffer • n.B. Salatkräuter

Zubereitung

1 Rucola in kaltem Wasser vorsichtig waschen und mit einer Salatschleuder trocken schleudern.

2 Die Möhren so fein wie möglich reiben und das Mangofleisch klein würfeln.

3 Rucola, Möhren und Mango in eine Schüssel geben.

4 Aus Öl, Essig, den Gewürzen und Kräutern ein Dressing rühren, über den bunten Salat geben und gut vermengen.

5 Nach Belieben Pinienkerne in einer Pfanne leicht anrösten und vor dem Servieren über den Salat geben. *Nährwerte: E:4/KH:16/F:16*

Tomaten-Linsen-Salat

Was Sie wissen Sollten.

Das besondere an Linsen ist der hohe Anteil an essentiellen Aminosäuren. Linsen besitzen eine Quelle an verschiedener B-Vitamine, die die Verwertung verschiedener Nährstoffe unterstützen und Folsäure. Außerdem ist es reich an Eisen, Phosphor, Kupfer, Kalium und Magnesium.

15 Minuten leicht 332 kcal pro Portion

Zutaten für 2 Portionen

• 125 g Linsen	• 450 ml Gemüsebrühe
• 2 frische Tomaten	• Prise Salz und Pfeffer
• 1 Knoblauchzehe	• 1 EL Zitronensaft
• 1 ½ Zwiebel	• 3 EL Olivenöl

Zubereitung

1. Die Linsen gemeinsam mit der Gemüsebrühe für ca. **5 Minuten** kochen und anschließend abgießen.
2. Die Tomaten und Zwiebeln klein schneiden und die Knoblauchzehe klein hacken.
3. Für das Dressing werden Zitronensaft, Olivenöl, Pfeffer und Salz miteinander vermischt und die Knoblauchzehen dazugegeben.
4. Dann werden die lauwarmen Linsen mit den obengenannten Zutaten zusammen verrührt und fertig ist der einfache und lecker Tomaten-Linsen Salat. Ideal kann man Ihn warm oder kalt servieren.

Nährwerte: E:18/KH:39/F:11

Dips

Die Dips eignen sich hervorragend zu einem leckeren Brot oder zu den Vorspeisen. Man kann die vorgegebenen Mengenangaben variieren und somit größere Portionen vorbeireiten. Diese dann im Kühlschrank lagern und wenn man mal wieder Lust auf eine gesunde Brotzeit hat, dann kann man es sich einfach aus dem Kühlschrank nehmen.

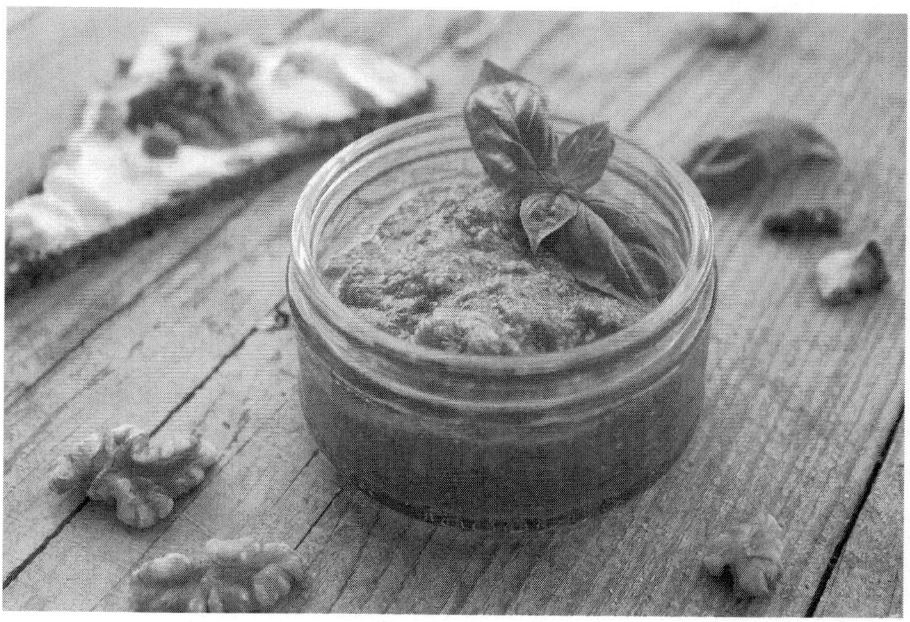

Paprika-Paste

45 Minuten leicht 67 kcal pro Portion

Zutaten für 4 Portionen

- 4 Paprikaschoten
- 1 Zwiebel
- 4 frische Basilikumblätter
- 2 Knoblauchzehe
- 2 TL Tomatenmark
- 4 EL Olivenöl
- Prise Salz und Pfeffer

Zubereitung

1. Den Backofen auf **180 Grad** vorheizen.
2. Die Paprikaschoten, die Zwiebel waschen, schälen, grob klein schneiden, mit etwas Öl beträufeln und für ca. **30 Minuten** in den Backofen geben.
3. Danach für einige Minuten abkühlen lassen und mit den restlichen Zutaten in einen Mixer geben.
4. Dann fein pürieren und portionsweise abfüllen.

Nährwerte: E:2/KH:9/F:3

Salsa

Was Sie wissen sollten.

In vielen Chilis ist der Wirkstoff Capsaicin enthalten. Dieser wirkt positiv auf Muskelschmerzen und Muskelverspannungen, Nervenschmerzen und Durchblutungsstörungen, welche in der Schwangerschaft vorkommen können.

 10 Minuten  leicht 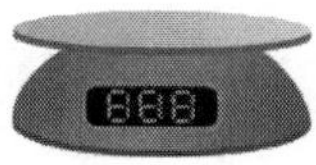 30 kcal pro Portion

Zutaten für 4 Portionen

- 200 g reife Cocktailtomaten
- 1 Frühlingszwiebel
- 1 kleine Chili
- 2 EL Tomatenmark
- 10 g Koriander
- Prise Pfeffer

Zubereitung

1. Die Tomaten waschen und klein schneiden.
2. Die Chili waschen und entkernen.
3. Alle Zutaten in den Mixer geben und zu einer groben Salsa verarbeiten.
4. Mit einem Brot nach Ihrer Wahl essen.

Nährwerte: E:2/KH:7/F:2

Joghurtdip

Was Sie wissen sollten.

Minze enthält den Aktivstoff Menthol, welches positive Eigenschaften besitzt. Minze wirkt entspannend und hilft bei Verdauungsproblemen (Blähungen, Übelkeit). Außerdem hilft es gegen Kopfschmerzen.

15 Minuten leicht 117 kcal pro Portion

Zutaten für 4 Portionen

- 1 Becher Joghurt
- ½ Becher Quark
- 1 Zitrone (Saft)
- Frische Minze
- Prise Kreuzkümmel, Salz, Pfeffer

Zubereitung

1. Die Zitrone halbieren und den Saft mit dem Quark und dem Joghurt zu einer glatten Masse verrühren.
2. Die frische Minze waschen, grob klein hacken und mit der glatten Masse vermengen.
3. Das Ganze dann mit den Gewürzen verfeinern und abschmecken.

Nährwerte: E:17/KH:7/F:2

Linsendip

__10__ Minuten leicht 161 kcal pro Portion

Zutaten 4 Portionen

- 150 g rote Linsen
- 1 Limette
- Stängel Koriander
- 1 EL Sojajoghurt
- 2 EL ÖL
- 400 ml Gemüsebrühe
- Prise Salz und Pfeffer

Zubereitung

1 Die Linsen mit der Gemüsebrühe aufkochen lassen und garen.

2 Die Limette waschen, Schale abreiben, halbieren und den Saft auspressen.

3 Die Limettenschale und das Öl zu den Linsen geben und dann die Linsen in der Brühe pürieren.

4 Mit Salz, Pfeffer, Koriander und Limettensaft würzen und abkühlen lassen.

Nährwerte: E:10/KH:20/F:4

Veganer Dip

Was Sie wissen sollten.

Sesam ist einer der ältesten Ölpflanzen und liefert hochwertige Fette. Außerdem ist es sehr reich an Kalzium.

 10 Minuten  leicht 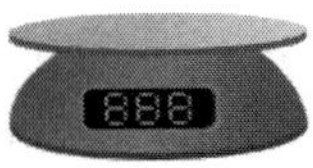 117 kcal pro Portion

Zutaten 4 Portionen

- 150 g Seidentofu
- 1 Stück Ingwer
- 1 Knoblauchzehe
- 1 EL Sesampaste
- 1 EL Erdnussbutter
- 1 TL Essig
- 2 EL Sojasoße

Zubereitung

1. Alle Zutaten zusammen pürieren.
2. Dabei die Sojasoße vorsichtig nach und nach hinzugeben.
3. Ist die Konsistenz noch zu fest, kann auch etwas Wasser zugegeben werden.

Nährwerte: E:8/KH:5/F:8

Hauptgerichte

Hier finden Sie zahlreiche leckere, schnelle und einfache Gerichte. In diesem Teil sind keine vegane Gerichte dabei, da es hierzu ein separates Kapitel gibt. Lassen Sie sich überraschen, wie man schnell und einfach sein Vitaminhaushalt versorgen kann.

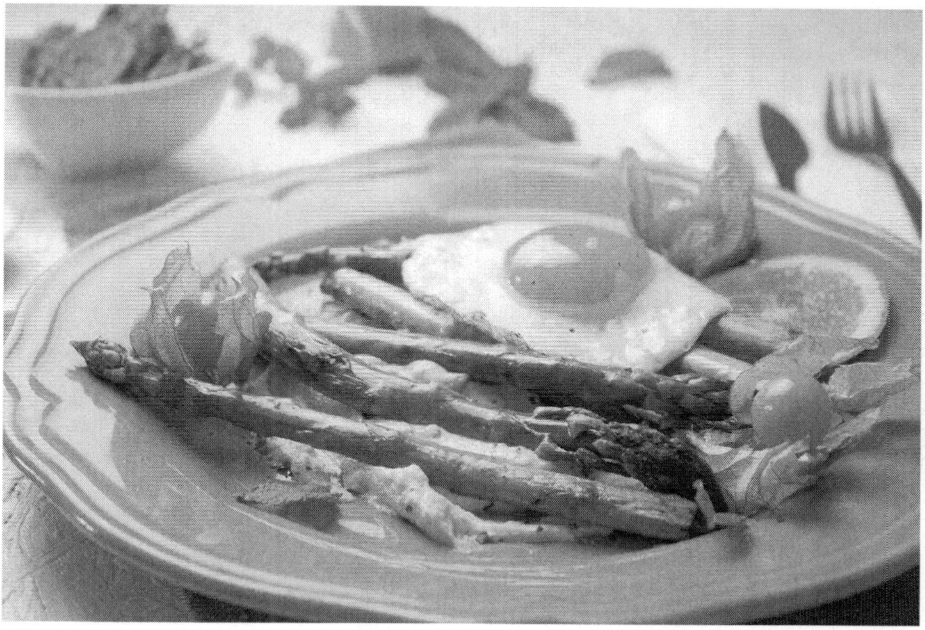

Fischpfanne

Was Sie wissen sollten.

Fisch sollte man in der Schwangerschaft regelmäßig essen. Vor allem um Ihren Jodgehalt zu decken.

 15 Minuten  leicht 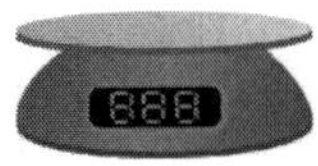 265 kcal pro Portion

Zubereitung für 2 Portionen

• 250 g Fischfilet • 2 Frühlingszwiebeln • 120 g Champignons • 1 Paprika • 200 g Zucchini • 1 Zwiebel	• 200 g Tomaten • Etwas Basilikum • ½ Bund Schnittlauch • Etwas Olivenöl • Prise Pfeffer und Salz

Zubereitung

1. Gemüse waschen, schälen und in Würfel schneiden.
2. Pfanne mit etwas Öl erhitzen und das Gemüse für ca. **5 Minuten** anbraten.
3. In Zwischenzeit den Fisch abspülen und in Würfel schneiden.
4. Dann zu dem Gemüse geben und weitere **5-10 Minuten** mit anbraten.
5. Mit Pfeffer und Salz würzen.
6. Für weitere **10 Minuten** bei niedriger Temperatur braten.

Nährwerte: E:22/KH:19/F:13

Lachspaprika mit Reis

25 Minuten leicht 535 kcal pro Portion

Zubereitung für 2 Portionen

- 250 g Lachs
- 175 g Reis (trocken)
- 3 Tomaten
- 2 Paprikas
- 1 Limette
- 1 Zwiebel
- Prise Pfeffer und Salz
- ½ Bund Petersilie

Zubereitung

1. Backofen auf 170 Grad Umluft vorheizen.
2. Reis aufkochen lassen und für **10 Minuten** aufquellen lassen.
3. Tomaten, Zwiebel, Petersilie waschen, schälen und in kleine Stücke schneiden.
4. Alles miteinander vermengen und mit dem Saft der Limette, sowie Pfeffer und Salz verfeinern.
5. Lachs waschen, klein schneiden und zu dem Gemüse geben.
6. Jetzt müsste der Reis fertig sein und auch zu dem Rest dazu geben.
7. Alles gut miteinander vermengen und mit Salz/Pfeffer würzen.
8. Die Paprika entkernen, halbieren und füllen.
9. Dann für **30 Minuten** im Backofen backen.

Nährwerte: E:32/KH:68/F:16

Garnelenpfanne

Was Sie wissen sollten.

Spargel ist kalorienarm und besitzt den Ballaststoff Inulin, welches die Darmflora unterstütz und somit positiv gegen Krankheiten wirkt. Zusätzlich besitzt Spargel viele Mineralstoffe und Vitamine.

 35 Minuten  leicht 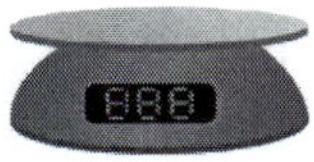 250 kcal pro Portion

Zubereitung für 2 Portionen

- 200 g Garnelen (geschält)
- 150 g Möhren
- 1 Zwiebel
- 350 g grüner Spargel
- 130 ml Hühnerbrühe
- 2 EL Öl
- 2 EL Austernsauce
- Prise Pfeffer und Salz

Zubereitung

1. Möhren und Spargel waschen, schälen und in kleine Streifen schneiden.
2. Den Spargel für **5 Minuten** in kochendem Wasser blanchieren.
3. In der Zwischenzeit den Knoblauch, sowie die Zwiebel schälen und klein hacken.
4. Etwas Öl in eine Pfanne geben und den Knoblauch und die Zwiebel scharf anbraten.
5. Nach ca. **3 Minuten** den Spargel und die Möhren dazugeben.
6. Mit Hühnerbrühe und Austernsauce ablöschen.
7. Die Garnelen dann für **5 Minuten** dazu geben.

Nährwerte: E:20/KH:12/F:6

Gemüsepfanne mit Hähnchen

Was Sie wissen sollten.

Hähnchen ist kalorienarm mit einen sehr niedrigen Fettgehalt und einem hohen Proteinanteil. Außerdem verfügt es über wertvolle Mineralstoffe und Vitamine. Ich bevorzuge jedoch hier sich das Fleisch von einem Biohof zu holen.

 35 Minuten  mittel 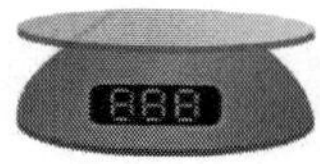 370 kcal pro Portion

Zubereitung für 2 Portionen

• 400 g Hähnchen	• Etwas Öl
• 200 g Zuckerschoten	• 120 ml Hühnerbrühe
• 100 g Möhren	• 2 EL Sojasauce
• 100 g Blumenkohl	• 2 EL Sesam
• 120 g Kohlrabi	• Prise Curry, Salz, Pfeffer

Zubereitung

1. Das Gemüse waschen, schälen und in mundgerechte Stücke schneiden.
2. Die Pfanne mit etwas Öl erhitzen und das Gemüse(Ausnahme die Zuckerschoten) darin auf mittlerer Hitze anbraten.
3. In der Zwischenzeit, das Hähnchen klein schneiden und nach **10 Minuten** zu dem Gemüse geben.
4. Das Hähnchen mit dem Gemüse weitere **5 Minuten** scharf anbraten und dann mit der Hühnerbrühe, sowie der Sojasauce ablöschen.
5. Für weitere **10 Minuten** schmoren lassen und mit Currypulver, Salz und Pfeffer würzen.
6. Zum Schluss für **3 Minuten** die Zuckerschotten dazu geben.

Nährwerte: E:53/KH:22/F:7

Hähnchenpfanne

35 Minuten leicht 359 kcal pro Portion

Zubereitung für 2 Portionen

• 350 g Hähnchenbrustfilet • 1 Zwiebel • 350 g Mischgemüse (TK) • 275 ml Milch • 2 EL Olivenöl	• 2 TL Hühnerbouillon • Prise Salz und Pfeffer • Etwas Schnittlauch und Petersilie

Zubereitung

1. Das Hähnchen in mundgerechte Stücke schneiden und die Pfanne in der Zwischenzeit mit etwas Öl erhitzen.
2. Das Hähnchen dann für ca. **10 Minuten** darin braten und mit Pfeffer und Salz würzen.
3. In der Zwischenzeit die Zwiebel schälen und in einer separaten Pfannen anbraten.
4. Das TK-Mischgemüse, Wasser, Hühnerbouillon zu den Zwiebeln geben und aufkochen lassen.
5. Für **10 Minuten** bei schwacher Hitze bissfest garen.
6. Nun das Hähnchen dazu geben und nochmal würzen.

Hinweis

Wer auf Kohlenhydrate nicht verzichten kann, kann bei diesem Rezept ideal Reis benutzen.

Nährwerte: E:48/KH:16/F:10

Gemüsereis

Was Sie wissen sollten.

Vollkornreis liefert dem Körper viele Ballast- und Mineralstoffe.

__40__Minuten mittel 533 kcal pro Portion

Zutaten für 2 Portionen

- 300 g Suppengemüse
- 80 g Lauchzwiebel
- 120 g Vollkornreis (trocken)
- 2 EL Rapsöl
- 30 g Parmesan
- 1/2 TL Kurkuma
- 1/2 TL Kreuzkümmel
- Prise Pfeffer und Salz

Zubereitung

1 Suppengemüse und Lauch waschen, in dünne Scheiben schneiden und mit etwas Öl in einem Topf erhitzen.

2 Den Reis dazu geben und mit 200 ml Wasser ablöschen, aufkochen und bei niedriger Hitze ca. **30 Minuten** weitergaren.

3 Das Ganze würzen und servieren.

4 Den Parmesan gut auf das Reisgemüse verteilen.

Nährwerte: E:15/KH:81/F:15

Wokgemüsepfanne

Was Sie wissen sollten.

Lammfleisch ist eine gute Eisenquelle, und die Sojasprossen liefern reichlich Folsäure.

 35 Minuten  mittel  487 kcal pro Portion

Zutaten für 2 Portionen

- 200 g Lammsteak
- 300 g Hokkaido-Kürbis
- 60 g Frühlingszwiebeln
- 150 g frische Sojasprossen
- 100 g Rucola
- 1 Scheiben Vollkornbrot
- 1 cm Ingwer
- 2 EL Sojasauce
- 2 EL Rapsöl
- Prise Pfeffer und Salz

Zubereitung

1 Das Lammfleisch waschen und in Streifen schneiden.

2 Den Kürbis waschen, entkernen und das „Fleisch“ in kleine Würfel schneiden.

3 Die Frühlingszwiebel, die Sprossen und den Rucola waschen, abtropfen lassen und die Frühlingszwiebeln in kleine Ringe schneiden.

4 Den Ingwer schälen und klein hacken.

5 Etwas Öl im Wok erhitzen, das Fleisch darin **3 Min**. anbraten, salzen, pfeffern, herausnehmen und in Alufolie wickeln.
6 Danach die Frühlingszwiebeln und den Kürbis im Wok braten und etwas Wasser dazugeben.
7 Nach **10 Minuten** den Ingwer, die Sprossen und den Rucola dazugeben.
8 Die Sojasauce dazugeben und mit Pfeffer, so wie Salz verfeinern.
9 Das Lammfleisch mit dem Gemüse servieren.

Nährwerte: E:32/KH:47/F:17

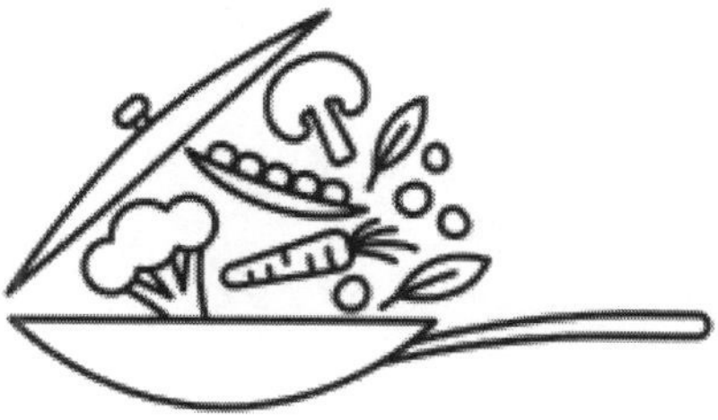

Seelachsfilet mit Gemüse

Was Sie wissen sollten.

Dill ist eine Heilpflanze, was schmerzlindernd und wundheilend wirkt. Außerdem wirkt es gegen Sodbrennen und Verdauungsproblemen. In der Stillzeit wirkt es bei Beschwerden des Milchflusses.

 __25__ Minuten  mittel 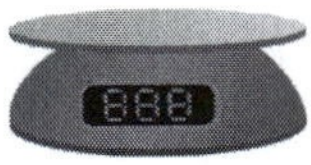 283 kcal pro Portion

Zutaten für 2 Portionen

• 200 g Seelachsfilet • 200 g Zucchini • 200 g Kartoffeln • 1 Bund Dill	• 75 g Kräuterfrischkäse • 1 EL Rapsöl • Prise Pfeffer und Salz

Zubereitung

1 Kartoffeln, Zucchini waschen und würfeln.
2 150 ml Wasser in einem Topf aufkochen, eine Prise Salz und Kartoffeln dazugeben. Für **10 Minuten** kochen lassen.
3 Zucchiniwürfel, Frischkäse hinzufügen und für weitere **5 Minuten** andünsten.
4 In der Zwischenzeit den Dill waschen, fein hacken und gemeinsam mit etwas Pfeffer, sowie Salz zu den Gemüse geben.
5 Den Fisch auf beiden Seiten salzen und Öl in einer Pfanne erhitzen. Dann den Fisch auf jeder Seite für **1-2 Minuten** anbraten und mit dem Gemüse servieren.

Nährwerte: E:22/KH:19/F:14

Hackfleisch mit Gemüse

Was Sie wissen sollten.

Rinderhackfleisch hat einen sehr hohen Eisenanteil und enthält Zink, sowie Vitamine B12. Das Rinderhackfleisch aus Weidehaltung hat beispielsweise ein für Menschen ideales Verhältnis an Omega 3- zu Omega 6-Fettsäuren.

 15 Minuten  leicht 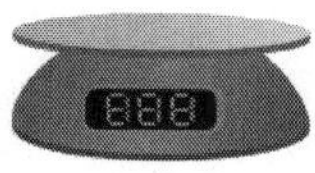 214 kcal pro Portion

Zutaten für 2 Portionen

- 150 g Rinderhackfleisch
- 1 Paprika
- 1 Zucchini
- 1 Knoblauchzehe
- Prise Salz, Pfeffer und Paprikapulver

Zubereitung

1 Die Paprika und Zucchini waschen und in kleine Würfel schneiden.
2 Das Gemüse kommt in eine bereits erhitze Pfanne und das Hackfleisch wird hinzugefügt
3 Mit gepressten oder klein geschnittenen Knoblauch, Salz und Pfeffer würzen.

Nährwerte: E:16/KH:5/F:15

Zucchini Omelette

Was Sie wissen sollten.

Das in Eiern enthaltene Cholin ist für den Stoffwechsel wichtig und beeinflusst die Erbsubstanz der DNA, sodass die Nahrung der Mutter direkt auf die Genaktivität des ungeborenen Kindes wirkt. Außerdem sind Eier voller Protein und hat die höchste biologische Wertigkeit. ***3 Eier pro Woche*** *sollte man in den Speiseplan integrieren.*

10 Minuten leicht 232 kcal pro Portion

Zutaten für 1 Portion

- 1 Zucchini
- 1 kleine Zwiebel
- 2 Ei
- Prise Salz und Pfeffer
- Etwas Öl

Zubereitung

1. Die Zucchini waschen, fein raspeln und in die Pfanne geben.
2. Wenn das Wasser der Zucchini verdampft ist, die Zwiebeln dazu vermengen und ein gequirltes Ei darüber leeren.
3. Für **5 Minuten** Anbraten lassen und würzen.

Nährwerte: E:16/KH:7/F:17

Vegan durch die Schwangerschaft

Viele Frauen ernähren sich vegan und wollen diese Ernährungsform auch während der Schwangerschaft beibehalten. Dagegen ist im Grunde genommen auch nichts einzuwenden. Wenn Sie Vegetarierin sind und diese Ernährungsform bereits seit einiger Zeit in Ihren Alltag integriert haben, so ist es vollkommen logisch, dass Sie diesen Ernährungsstil nicht auf Grund einer Schwangerschaft verändern wollen. Darüber hinaus geht diese Form der Ernährung in den meisten Fällen mit einer bestimmten Überzeugung einher. Diese verändert sich nicht durch eine Schwangerschaft. Wenn Sie sich aktiv für das Wohl der Tiere einsetzen möchten und deshalb gegen eine fleischhaltige Ernährung sind, so möchten Sie dies weiterhin beibehalten können. Zu bedenken ist jedoch, dass Sie in der Schwangerschaft eine deutlich höhere Menge an Nährstoffen benötigen *(siehe Kapitel Vitamine und Mineralstoffe).* Viele Vegetarier neigen dazu, die gleichen Speisen zuzubereiten wie in früheren Zeiten und lediglich die Fleischprodukte wegzulassen. Dies hat zur Folge, dass auf Dauer viele Nährstoffe wegfallen, denn wichtige Proteinquellen gehen verloren. Aus diesem Grund müssen Sie vor allem während der Schwangerschaft darauf achten, dass Sie sich ausgeglichen ernähren und darauf achten, auch eine ausreichende Menge an Proteinen zu sich zu nehmen. Selbstverständlich gibt es heutzutage sehr viele Alternativen zu fleischhaltigen Proteinquellen. Hülsenfrüchte sind eine gute Variante, können jedoch schwer im Magen liegen, desto weiter die Schwangerschaft fortschritt. Auch Sojaprodukte können verzehrt werden, es ist jedoch auf die Herkunft und Verarbeitungsweise zu achten, um möglichst wenig künstliche Zusatzstoffe einzunehmen.

Die 5 Ebenen der veganen Ernährungspyramide

Die vegane Ernährungspyramide richtet sich nach den Anteil von Lebensmittel, die man vermehrt zu sich nehmen sollte. Da bereits im vorherigen Kapitel erklärt worden ist, welche Nachteile auch die vegane Kost mit sich bringt, ist es umso wichtiger die richtige Menge zu sich zunehmen.

1) Basis:

Die Basis, ist für alle Menschen gleich. Nämlich das wichtigste, ist Wasser. Wie viel man pro Tag trinken sollte hängt von Mensch zu Mensch ab. Hier spielen wichtige Faktoren eine Rolle. Z.B. welche körperlichen Tätigkeiten macht man am Tag. Generell sagt man ein erwachsener Mensch besteht 70% aus Wasser und verliert durch die Haut, sowie die Ausscheidung ca. 2,5 Liter pro Tag. Somit muss der Verlust einmal durch das Trinken und die Nahrung wieder aufgenommen werden. Man sagt, das man ca. 1 Liter aus der Nahrung gewinnt und der Rest muss über Getränke wieder aufgenommen werden. Hier empfiehlt es sich auf Industriegetränke zu verzichten. Man kann sich lieber einen Tee, Smoothie und einen selbstgemachte Limonade trinken. Ist gesünder und schmeckt besser. Ein weiterer wichtiger Tipp ist, dass man regelmäßig über den Tag verteilt trinkt.

2)Gemüse und Obst:

Im Vordergrund der veganen Ernährung steht vor allem das Gemüse und Obst. Man sollte dabei ca. 3-4 Portionen pro Tag zu sich nehmen. Hier empfehle ich immer die Rohkosternährung. Diese ist leicht umzusetzen und geht gut mit der veganen Kost einher. Gemüse und Obst sind sehr reich an Vitamine, Mineralien und Spurenelemente.

Zusätzlich sehr ballastoffreich, was sehr gut für unseren Verdauungstrakt ist.

3) Proteinhaltige Lebensmittel:

Eine weitere wichtige Ebene in der Ernährungspyramide sind die pflanzlichen Proteine. Proteine (Eiweiße) sind enorm wichtig für unseren Körper und nicht weg zu denken. Deswegen ist die Zufuhr auch so wichtig. Die „Nichtveganer“ haben es mit der Proteinzufuhr wesentlich leider, weil der meiste Anteil von Eiweißen in tierischen Produkten ist. Da Veganer jedoch auf jegliche tierischen Produkten verzichten wie z.B. Käse, Milch, Eiern, ist die Zunahme von pflanzlichen Eiweißen umso wichtiger. Entscheidende pflanzliche Proteinquellen sind *Hülsenfrüchte* und *Sojaprodukte*

4) stärkehaltige Produkte:

Die Zufuhr von stärkehaltigem Lebensmittel stellt eine nicht so entscheidende Rolle in der veganen Ernährung da, da der größte Anteil von ballastoffreichen Lebensmitteln mit dem Gemüse und Obst gewonnen wird. Stärkehaltige Produkte wären z.B. Vollkornprodukte, Reis oder Kartoffeln

5) Salz, Öle, Fette

Diese Lebensmittel sollten eher weniger in den Alltag zu sich genommen werde, obwohl es hier auch wieder unterschiedliche Meinungen gibt. Es gibt nämlich auch sehr gut Öle wie z.B. Leinöl. Dieses ist reich an hochwertige Omega-3-Fettsäuren, was enorm wichtig ist für unser Herzkreislaufsystem. Zusätzlich verbessert Leinöl die Blutwerte.

Vegane Zutaten mit hohen Anteil an Folsäure, Eisen und Vitamine B12

Bedarf an ***Folsäure*** *in der Schwangerschaft:* ***550 µg*** *(Mikrogramm)*

- *Lebensmittel (grünes Blattgemüse, Hülsenfrüchte, Getreidesorten, Obst)*

Bedarf an ***Eisen*** *in der Schwangerschaft:* ***30 mg*** *(Milligramm)*

- *Lebensmittel (Nüsse, Hülsenfrüchte, Trockenfrüchte, Gemüse)*
- *Empfehlung: Eisentabletten*

Bedarf an ***Vitamin B12*** *in der Schwangerschaft:* ***3,5 µg***

- *Lebensmittel*
  Achtung: Es gibt noch keine Ernährungsstudien, welche nicht veganen Lebensmittel Vitamine B12 besitzen, deswegen kann ich nur eine Empfehlung geben.
- *Empfehlung: Nahrungsergänzungsmittel auch wenn man nicht in einer Schwangerschaft ist.*

Folsäure	Eisen	Vitamine B12
Weizenkeime (500 µg)	Kürbiskerne (13 mg)	Knollen und Wurzelgemüse
Sojabohnen (240 µg)	Hanfsaat (10 mg)	Sauerkraut
Weiße Bohnen (200 µg)	Leinsamen (8 mg)	Gerstengras
Grünkohl (190µg)	Trockenfrüchte (6 mg)	Spirulina
Spinat (150 µg)	Basilikum (7 mg)	
Haselnüsse (115 µg)	Spinat (4 mg)	
Brokkoli (115 µg)	Linsen (8 mg)	
Kirschen (75 µg)	Schwarzwurzel (mg)	
	Quino (8 mg)	
	Hirse (7 mg)	

Hinweis: *Die Angaben sind pro 100 Gramm.*

Im Falle auftretender Fragen, sollten Sie Ihre Ernährung mit Ihrem Gynäkologen und gegebenenfalls mit einem Ernährungsexperten besprechen, um das Risiko von einem Nährstoffmangel auszuschließen. Vor allem in Bezug auf den Folsäuren und Eisengehalt, da ein Mangel schwerwiegende Folgen mit sich trägt *(ausführlich erklärt im Kapitel Krankheiten und Folgen von Nährstoffmangel)*

Vegane Rezepte

✓ war gut

Quinoa-Bowl

Was Sie wissen sollten.

Quinoa ist einer der besten pflanzlichen Eiweißquellen, was daran liegt, das es reich an essentiellen Aminosäuren besitzt. Quinoa liefert mehr Calcium, Eisen und Vitamine E als Weizen.

__40__Minuten mittel 363 kcal pro Portion

Zutaten für 2 Portionen

• 150 g Avocado	• 10 g Petersilienblatt
• 100 Salat	• 1 Zwiebel
• 100 g Quinoa	• 100 ml Brühe
• 2 Tomaten	• 1 EL Essig
• 50 g Kidneybohnen	• Prise Salz und Pfeffer

• Limette

Zubereitung

1 Tomaten, Petersilie, Zwiebeln waschen und grob würfeln. Die Hälfte davon in eine Schüssel geben und den Rest in einem Topf mit etwas Öl für **2 Minuten** anbraten.

2 Dann den Quinoa dazugeben und mit der Brühe für **15 Minuten** aufkochen lassen.

3 In der Zwischenzeit eine Limette halbieren, entsaften und den Saft in die Schüssel zu den Tomaten und Zwiebeln geben. Mit 1 EL Olivenöl, Salz und Pfeffer verfeinern.

4 Kidneybohnen in ein Sieb geben, mit kaltem Wasser abspülen und **2-3 Minuten** anbraten. Kumin zugeben und gut vermischen.

5 Nun müsste der Quinoa fertig sein. Diesen für **10 Minuten** quellen lassen.

6 Als nächstes wird der Salat gewaschen und in Streifen geschnitten.

7 Die Avocado halbiert, entkernt, das Fruchtfleisch in Streifen schneiden und mit etwas Limettensaft, Pfeffer und Salz beträufeln

8 Tomaten-Quinoa in eine Schüssel geben, Salatstreifen, Bohnen und Salsa dazugeben. Avocadostreifen dazu anrichten und mit der restlichen Petersilie bestreuen.

Nährwerte: E:11/KH:52/F:15

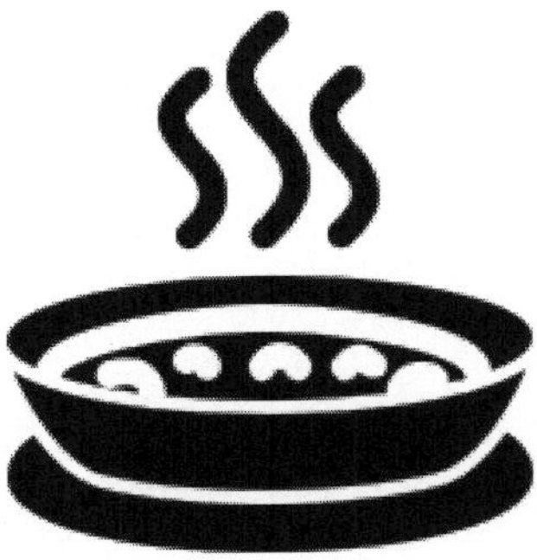

Veganes Rührei

Was Sie wissen sollten.

Tofu ist vor allem für Veganer ein toller Eiweißlieferant und besitzt viele essentiellen Aminosäuren. Außerdem ist Tofu gut verdaulich, kalorien- und fettarm und reich an Vitaminen und Mineralstoffen.

 __10__ Minuten  leicht 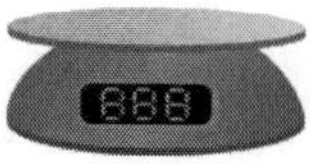 211 kcal pro Portion

Zutaten für 2 Portionen

- 100 g Räuchertofu
- 150 g Tofu
- 1 Zwiebel
- 1 EL Öl
- Prise Salz und Pfeffer
- Etwas Schnittlauch

Zubereitung

1. Zwiebel schälen und in kleine Würfel schneiden.
2. Den Räuchertofu in Streifen schneiden und gemeinsam mit den Zwiebeln in einer Pfanne erhitzen.
3. Den normalen Tofu mit einer Gabel zerdrücken, mit etwas Salz vermischen und in die Pfanne geben.
4. Alles goldbraun anbraten und mit den Gewürzen, sowie den Schnittlauch unterrühren.

Nährwerte: E:16/KH:6/F:3

Sin Carne

60 Minuten mittel 340 kcal pro Portion

Zutaten für 4 Portionen

- 2 kl. Dose Kidneybohnen
- 90 g Sojagranulat
- 100 g Grünkern - Schrot
- 1 rote Paprikaschote
- 1 m. große Zucchini
- 1 große Zwiebel
- 2 Tomaten
- 1 kl. Dose Mais
- 1 Packung passierte Tomaten
- 500 ml Gemüsebrühe
- kleine rote Chilischoten
- Prise Salz und Pfeffer
- 1 Prise Paprikapulver

Zubereitung

1. Sojagranulat und Grünkernschrot jeweils in aufgekochter Gemüsebrühe einweichen und ca. **20 Minuten** quellen lassen.
2. In der Zwischenzeit werden die Zwiebeln, Paprika, Tomaten, sowie die Zucchini geschnitten und die roten Chilischoten fein gehackt.

3. Nun Öl in einen großen Topf erhitzen und die Zwiebeln darin glasig dünsten. Die Zucchini und Paprika hinzugeben und ca. **5 Minuten** andünsten, dann das abgetropfte Sojagranulat und Grünkernschrot hineingeben und etwa **5-6 Minuten** mitbraten. Dabei immer schön umrühren.
4. Die geschälten Tomaten, die passierten Tomaten aus der Dose, sowie Chilis hineingeben.
5. Anschließend die Kidneybohnen und den Mais abtropfen lassen und ebenfalls mit in die Pfanne geben.
6. Nun alles aufkochen lassen und mit den Gewürzen verfeinern.

Nährwerte: E:18/KH:43/F:13

Kichererbsen-Bohnen-Eintopf

Was Sie wissen sollten

Neben den allgemeinen Vorteilen von Hülsenfrüchten, wie dem langanhaltenden Sättigungsgefühl und langsamen Anstieg des Blutzuckers, enthalten Kichererbsen viel Zink, Eisen und Folsäure.

60 Minuten leicht 328 kcal pro Portion

Zutaten für 4 Personen

• 500 g Kichererbsen	• 3 Knoblauchzehen
• 500 g Kidneybohnen	• Gemüsebrühe
• 1 ½ Zwiebeln	• Prise Salz und Pfeffer
• 1 Paprika	• Prise Paprikapulver
• 2 Tomaten	• Etwas Öl

Zubereitung

1. Die Kichererbsen werden gemeinsam mit den Bohnen gar gekocht.
2. In der Zwischenzeit werden die Zwiebeln, Tomaten, Paprika geschält und in Würfel geschnitten.
3. Zwiebeln in etwas Öl glasig dünsten und Paprika dazugeben. Bohnen, Kichererbsen, sowie die Tomaten hinzugeben und mit Gemüsebrühe ablöschen.
4. Zum Schluss Knoblauch schälen und fein hacken. Gemeinsam mit Salz, Pfeffer und Gewürzen dazu geben.

Nährwerte: E:17/KH:54/F:14

Spinatbällchen

Was Sie wissen sollten.

Spinat ist der Allrounder in der Küche und darf im Speiseplan nicht fehlen. Es hat sehr viele positive Eigenschaften und besitzt viele lebenswichtigen Mineralstoffen und Vitaminen (Vitamin C und E, Mineralstoffe, Magnesium und Folsäure).

 15 Minuten  leicht 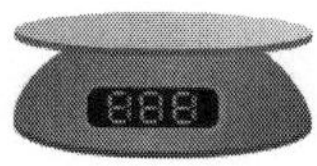 126 kcal pro Portion

Zutaten für 3 Portionen

- 1 kg Blattspinat
- 2 Knoblauchzehen
- 1 Zitrone (Saft)
- 4 EL Olivenöl
- Prise Pfeffer und Salz

Zubereitung

1 Den Spinat waschen, in einem Topf geben und mit Salz bestreuen.
2 Dann für **5 Minuten** bei mittlerer Temperatur erhitzen lassen.
3 Danach mit kaltem Wasser abschrecken und in einem Sieb abtropfen lassen.
4 Nun die Knoblauchzehen schälen und klein hacken.
5 Die Zitrone halbieren, entsaften und gemeinsam mit dem Öl zu dem Knoblauch geben.
6 Den ausgedrückten Spinat mit dem Knoblauchöl würzen, zu Bällchen formen.

Nährwerte: E:10/KH:12/F:7

Hirsepfanne

_30_ Minuten mittel 315 kcal pro Portion

Zutaten für 2 Portionen

• 110 g Hirse	• 1 cm Ingwer
• 2 Möhren	• 3 EL Sojasoße
• 80 g Champignons	• 1 EL Sesamöl
• 2 Zwiebeln	• Prise Salz und Pfeffer
• 1 Zucchini	• N.B. Wasser
• ½ Stange Lauch	• Etwas Dill
• 1 Knoblauchzehe	• ½ TL Muskat und Kurkuma

Zubereitung

1. Die Hirse spülen, abtropfen lassen, in eine Pfanne mit ca. 200 ml Wasser geben und so lange kochen lassen, bis kaum noch Flüssigkeit in der Pfanne ist.
2. In der Zwischenzeit die Möhren, Zucchini waschen und raspeln. Die Champignons, das Stück Ingwer, Knoblauchzehe, Lauch und die Zwiebeln ganz fein schneiden.
3. Dann das Gemüse zu der Hirse in die Pfanne geben und nochmal ca. 300 ml Wasser dazu geben.
4. Nun die Gewürze, Sojasoße, Sesamöl hinzufügen, alles miteinander vermengen und für ca. **20 Minuten** bei niedriger Hitze garen lassen.

Nährwerte: E:11/KH:55/F:6

Fenchel-Risotto

Was Sie wissen sollten.

Fenchel ist reich an Magnesium, Vitamine A, B, C und Kalium. Es wirkt entzündungshemmend und unterstützt die Verdauung. Bei stillenden Müttern regt es die Milchproduktion an und der enthalten Wirkstoff in der Muttermilch unterstützt den Verdauungstrakt des Babys.

 20 Minuten  mittel 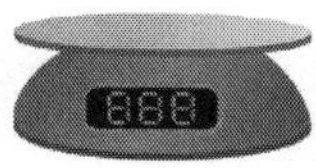 342 kcal pro Portion

Zutaten für 2 Portionen

• 110 g Risotto	• 1 EL Olivenöl
• ½ Knolle Fenchel	• 1 Zitrone (Saft)
• 1 Zwiebel	• 1 TL Mandelmus
• 1 Knoblauchzehen	• Prise Pfeffer und Salz
• ½ l Gemüsebrühe	

Zubereitung

1. Zwiebel und Fenchel in kleine Würfel schneiden und zusammen in einer Pfanne mit etwas Öl anbraten.
2. Risotto dazugeben, glasig anbraten und die Gemüsebrühe hinzufügen.
3. Knoblauch pressen, dazugeben und alles unter Rühren einkochen lassen.
4. Mandelmus einrühren und am Ende den Abrieb der ganzen Zitrone hinzufügen.
5. Verfeinert wird das Ganze mit Salz, Pfeffer und Zitronensaft.

Nährwerte: E:12/KH:52/F:10

Gemüse-Paella

 35 Minuten  mittel 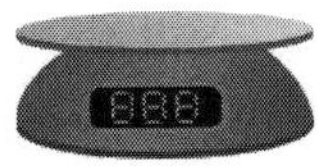 342 kcal pro Portion

Zutaten für 2 Portionen

- 100 g Basmati Reis (trocken)
- 100 g Möhren
- 100 g Champignons
- 1 Zwiebel
- 80 g Stangenbohnen
- 200 g grünen Erbsen
- 1 Tomate
- Prise Salz und Pfeffer
- Etwas Öl

Zubereitung

1. Reis in einem Topf kochen lassen.
2. Das Gemüse waschen, schälen, klein schneiden und in einer Pfanne mit etwas Öl anbraten.
3. Den fertig aufgequollenen Reis abgießen und zum Gemüse geben.
4. Alles miteinander vermengen und verfeinern mit Gewürzen.

Nährwerte: E:14/KH:64/F:5

Kürbislasagne

Was Sie wissen sollten.

Grünkohl hat viele wichtige Eigenschaften für den Körper. Vor allem in Bezug auf die Schwangerschaft liefert Grünkohl viel Eisen, Vitamine B12 und Folsäure. Außerdem enthält es unter anderem Vitamin C, welches im Körper die Eisenaufnahme verbessert.

 45 Minuten  mittel 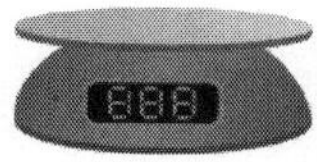 445 kcal pro Portion

Zutaten für 4 Portionen

• 1 Hokkaido-Kürbis	• 1 Dose passierte Tomaten
• 8 Blätter frischen Grünkohl	• Lasagne Blätter (vegan)
• 1 Zwiebel	• 200 ml Gemüsebrühe
• 150 g Kräuterseitlingen	• Etwas Olivenöl
• 200 g veganer Käse	• Prise Salz und Pfeffer

Zubereitung

1. Den Kürbis zerteilen, entkernen und in kleine, 1-2 cm große Stücke schneiden. Grünkohl in Streifen schneiden und die Kräuterseitlinge putzen und ebenfalls in Scheiben schneiden.
2. Die Zwiebel kleinhacken, in einer Pfanne mit Olivenöl andünsten, den Grünkohl für **3 Minuten** mit anbraten und danach zur Seite stellen.
3. Olivenöl in einem Topf erhitzen, den Kürbis und die Kräuterseitlinge anbraten, nach **2 Minuten** mit der Gemüsebrühe ablöschen und ca. **5 Minuten** köcheln lassen.
4. Den Backoffen auf **180 Grad** vorheizen und die passierten Tomaten mit Gewürzen verfeinern.

5. Nun eine eingefettete Auflaufform mit der ersten Schicht Lasagneblätter auslegen.
6. Dann in der Reihenfolge Grünkohl, Kürbis-Pilze, Tomatensoße und Käse solange schichten bis alle Zutaten verbraucht wurden.
7. Die Lasagne für ca. **25 Minuten** in den Backofen geben.

Nährwerte: E:10/KH:62/F:18

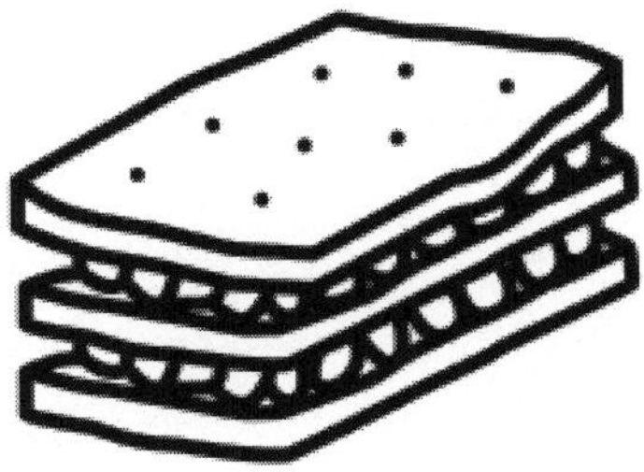

Couscous mit Gemüse

 30 Minuten  mittel 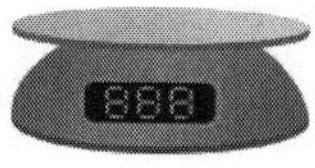 402 kcal pro Portion

Zutaten für 2 Portionen

- 120 g Couscous
- 300 g Kirsch-Tomaten
- 1 Aubergine
- 200 g Zucchini
- 1 Zwiebel
- 1 Knoblauchzehen
- 2 EL Öl
- 100 g Sojajoghurt
- 300 ml Tomatensaft
- Prise Pfeffer und Salz

Zubereitung

1. Tomaten, Aubergine, Zucchini waschen, halbieren und in Würfel schneiden.
2. Zwiebel und Knoblauch schälen, in feine Würfel schneiden und in einer Pfanne mit Öl anbraten.
3. Das Gemüse hinzufügen und mit Pfeffer und Salz würzen.
4. Nun den Couscous dazu mischen und mit dem Tomatensaft ablöschen.
5. Bei niedriger Temperatur für **15 Minuten** quellen lassen und vor dem Servieren den Sojajoghurt unterrühren.
6. Das Ganze nochmal vermengen und mit Gewürzen verfeinern.

Nährwerte: E:17/KH:68/F:12

Snacks

Was Sie wissen sollten.

In der Schwangerschaft und in der Stillzeit steigt die Lust auf etwas Süßes. Ideal dafür sind selbstgemachte Snacks, die dank Datteln, Honig, Zimt und Nüssen sehr nährreich sind. Vor allem durch die Nüsse werden Eisen und Kalium gedeckt und der Heißhunger auf was Süßes gesenkt.

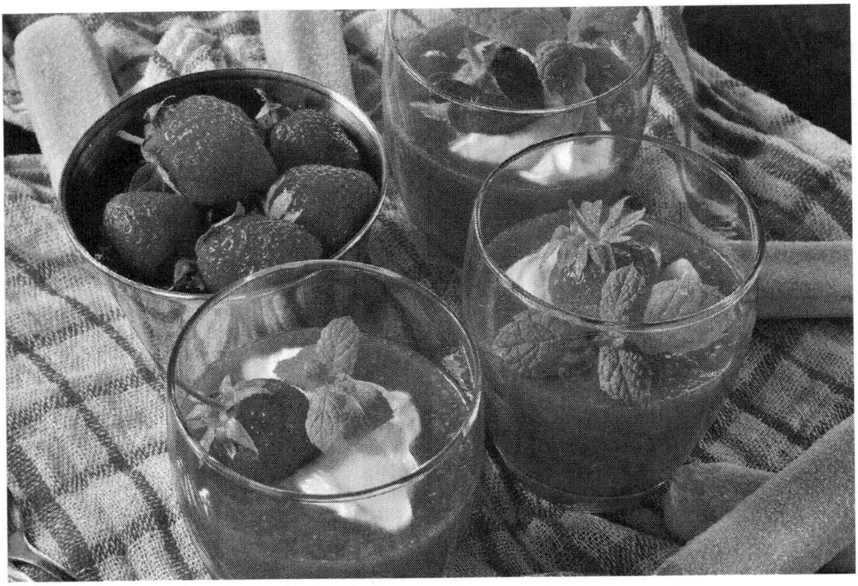

Knuspernüsse

Was Sie wissen sollten.

Nüsse sind eine gesunde Alternative, bieten wertvolle Nährstoffe und ist ein guter Snack für Zwischendurch. Eine Handvoll Nüsse pro Tag ist während der Schwangerschaft ratsam.

__20__Minuten leicht 320 kcal pro Portion

Zutaten für 5 Portionen

- 150 g Knuspermüsli
- 2 EL Cashewnüsse, Haselnüsse
- 2 EL Kürbiskerne, Sonnenblumenkerne
- 2 EL Olivenöl
- 1 TL Koriandersamen
- Prise Paprikapulver, Salz und Pfeffer

Zubereitung

1. Backofen auf **180 Grad** vorheizen.
2. Die Zutaten miteinander vermengen, mit Öl beträufeln und auf ein Backblech geben.
3. Für 20 Minuten im Ofen rösten und immer wieder wenden.
4. Dann Abkühlen und Genießen.

Nährwerte: E:7/KH:19/F:24

Gesunde Sirupriegel

 _30_ Minuten  leicht 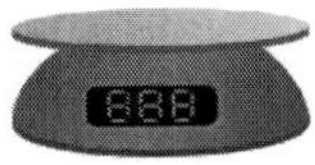 110 kcal pro Riegel

Zutaten für 8 Riegel

- 1 ½ Tassen Haferflocken
- ½ Tasse Sonnenblumenkerne
- 2 EL Zuckerrübensirup
- 2 EL Sojaöl

Zubereitung

1. Backoffen auf 200 Grad vorheizen.
2. Sirup mit dem Öl in einem Topf erhitzen und die Zutaten unterrühren.
3. Alles in einer Kuchenform geben und für **20 Minuten** backen lassen.
4. Anschließend abkühlen lassen und in 8 Riegel schneiden.

Hinweis

Man kann die Menge der Zutaten variieren, dass man mehr Riegel erhält. Die Riegel kann man kühl aufbewahren und immer wenn man Heißhunger auf was Süßes hat zugreifen.

Nährwerte: E:3/KH:10/F:6

Wallnuss-Snack

Das sollten Sie wissen.

Walnüsse haben viele ungesättigten Fettsäuren sowie Kalium und Zink. Dienen somit als einen guten Snack. Aber seien Sie damit vorsichtig, da die Walnüsse sehr viele Kalorien besitzen.

 30 Minuten  leicht 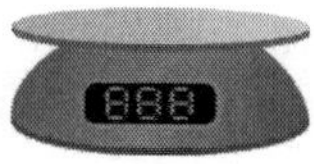

357 kcal pro Portion

Zutaten für 3 Portionen

- 150 g Wallnüsse
- 2 EL Öl
- 20 g Honig
- Etwas Zimt
- Prise Pfeffer
- 10 g Kakaopulver

Zubereitung

1 Den Backofen auf 110°C vorheizen.
2 Etwas Öl in einer Pfanne erhitzen und den Zimt, sowie den Pfeffer zugegeben.
3 Die Wallnüsse hinzufügen und mit Honig bestreuen.
4 Das Ganze dann kurz anbraten, auf ein Backblech verteilen und für **25 Minuten** im Backofen rösten.
5 Anschließend die Wallnüsse mit Kakao stäuben und wenden.

Nährwerte: E:8/KH:6/F:34

Zitronen Milchreis

Was Sie wissen sollten.

Rosinen enthalten viele Vitamine (A, B, C, E) und einen hohen Anteil an Eisen, was enorm wichtig während der Schwangerschaft ist. Jedoch sind Rosinen auch sehr kalorienreich (100 g = 260 kcal).

50 Minuten mittel 279 kcal pro Portion

Zutaten für 2 Portionen

- 500 ml Milch
- 45 g Milchreis
- 30 g Rosinen
- Schale einer Zitrone
- 1 Vanilleschote
- 30 g Stevia

Zubereitung

1. Alle Zutaten in einen großen Topf geben und unter häufigem Rühren sanft zum Kochen bringen.
2. Im geschlossenen Topf **40 Minuten** köcheln lassen und immer wieder umrühren.

Nährwerte: E:12/KH:42/F:7

Johannisbeerengrütze

Was Sie wissen sollten.

Johannisbeeren sind reich an Vitamine A, C, sowie Eisen und Kalium.

 20 Minuten  leicht  211 kcal pro Portion

Zutaten für 2 Portionen

- 50 g Buchweizen
- 150 g Erdbeeren
- ¼ Vanilleschote
- 1 EL Honig
- 350 ml Johannisbeerensaft

Zubereitung

1. Den Johannisbeerensaft mit Wasser, dem Honig, dem Vanillemark und dem Buchweizen für **15 Minuten** aufkochen und quellen lassen.
2. Die Erdbeeren in eine Schüssel geben, mit der Grütze begießen und abkühlen lassen.

Nährwerte: E:3/KH:24/F:1

Ernergiekugeln

Was Sie wissen sollten.

Kokosöl hilft vor allem am Anfang des 1 Trimesters gegen Übelkeit und Sodbrennen. Außerdem ist es reich an Omega 3 Fettsäuren, was wichtig ist für die Gehirnentwicklung des Fötus.

__10_Minuten leicht 112 kcal pro Kugel

Zutaten für 10 Kugeln

- 70 g Mandeln
- 70 g Cashewnüsse
- 100 g Datteln
- 2 TL Kakao
- 2 TL Chiasamen
- 2 TL Kokosöl

Zubereitung

1 Alle Zutaten werden in einen Mixer gegeben und solange gemixt bis eine klebrige Masse entsteht

2 Nun die Masse in kleine Kugeln formen und für **1 Stunde** in den Kühlschrank stellen.

Nährwerte: E:3/KH:2/F:12

Grießbrei

Was Sie wissen sollten.

Weizenvollkorngrieß enthält sättigende Kohlenhydrate, pflanzliches Eiweiß und wichtige Fettsäuren. Außerdem ist es reich an Ballaststoffen.

_20_ Minuten leicht 210 kcal pro Portion

Zutaten für 2 Portionen

• 80 g Himbeeren	• 1 Kiwi
• 30 g Weizenvollkorngrieß	• 1 Zitrone (Schale und Saft)
• 1 Ei	• 1 P. Vanillezucker
• 250 ml Milch	• 1 TL Honig

Zubereitung

1. Milch mit dem Vanillezucker, der Schale der Zitrone in einem Topf zum Kochen bringen und den Grieß hinzufügen. Bei niedriger Hitze für **5 Minuten** quellen lassen.
2. Das Ei trennen, das Eiweiß davon steif schlagen und das Eigelb mit dem Grieß verrühren.
3. Das steif geschlagene Eiweiß unterheben und den Brei abkühlen lassen.
4. In der Zwischenzeit die Kiwi in Stücke schneiden, die Himbeeren waschen und auf dem Grießbrei verteilen.
5. Mit etwas Honig und dem Saft der Zitrone verfeinern.

Nährwerte: E:10/KH:28/F:8

Eis am Stiel

_5_ Minuten leicht 96 kcal pro Portion

Zutaten für 4 Portionen

- 300 g Naturjoghurt
- 2 Orange (Saft)
- 2 EL Honig
- Mark einer halben Vanilleschote

Zubereitung

1. Alle Zutaten in einer Schüssel verrühren.
2. Nun die Masse in die Eisförmchen füllen und für **4 Stunden** oder über Nacht in die Kühltruhe geben.

Nährwerte: E4:/KH:14/F:3

Falafel (süß)

_15_ Minuten leicht 140 kcal pro Stück

Zutaten für 15 Stück

- 125 g getrocknete Kichererbsen
- 90 g Ahornsirup
- 1 TL Saft einer Zitrone
- ½ TL getrocknete Zitronenschale
- ½ TL Orangenschale
- ½ TL Kumin
- ½ TL gemahlener Koriander
- Eine Prise Salz
- Pflanzenöl

Zubereitung

1. Die Kichererbsen und die anderen Zutaten, mit Ausnahme von dem Öl, mixen.
2. Aus dieser Masse formt man jetzt kleine Bällchen, die man dann ins heiße Öl gibt.
3. Wichtig ist, dass man die Falafel auf mittlerer Stufe goldbraun brät.

Nährwerte: E:8/KH:12/F:7

Mango-Bananen-Joghurt

Was Sie wissen sollten.

Amaranth wird auch als Powerkorn bezeichnet, da eine volle Ladung leicht verwertbarer Nähr- und Vitalstoffe besitzt. Amaranth besitzt essentielle Fettsäuren (Omega 3 und 6) und liefert dem Körper Eiweiß von hoher Wertigkeit.

 10 Minuten  leicht 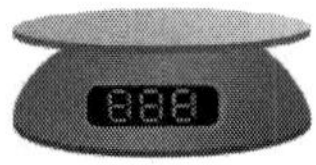 508 kcal pro Portion

Zutaten für 1 Portion

- 40 g gepoppter Amaranth
- 1 Banane
- ½ Mango
- 200 g Sojajoghurt
- 10 g frische Erdnüsse
- 10 g Kakao Nibs

Zubereitung

1. Amaranth, Sojajoghurt, Erdnüsse und Kakao Nibs miteinander vermischen.
2. Banane gemeinsam mit der Mango glatt mixen. In einem hohen Glas jeweils abwechselnd schichten und als Toping die Erdnüsse hinzufügen.
3. Danach kurz in den Kühlschrank geben.

Nährwerte: E:20/KH:71/F:18

Apfel Nocken

__30_Minuten mittel 355 kcal pro Portion

Zutaten für 2 Portionen

- 70 g rote Linsen
- 1 Orange
- 150 ml Apfelsaft
- 1 Kardamomkapsel
- 1 EL Kokosraspeln
- Prise Salz, Zimt und Kurkuma
- 1 TL Ahornsirup
- n.B. Erdnüsse

Zubereitung

1 Kardamomkapsel aufbrechen und zusammen mit den Samen in einen Teefilter füllen.

2 Apfelsaft in einen Topf geben, Teefilter hinein hängen, rote Linsen zugeben.

3 Mit einem Deckel abdecken, den Saft zum Kochen bringen, dann bei mittlerer Hitze für ca. **15 Minuten** weiter köcheln lassen bis die Linsen zerfallen.

4 Nach etwa der Hälfte der Zeit den Teebeutel mit dem Kardamom entfernen und ggf. etwas Wasser nachgießen, falls die Linsen drohen anzusetzen.

5 Nun die Linsen pürieren, Kokosraspeln darunter kneten und abschmecken mit einer Prise Salz, Zimt, ein klein wenig Curcuma und Ahornsirup nach Geschmack.

6 Aus der Masse mit zwei Esslöffeln Nocken abstechen und formen. Lauwarm servieren mit noch etwas Ahornsirup, gehackten Nüssen und frischem Obst anrichten.

Nährwerte: E:18/KH:48/F:9

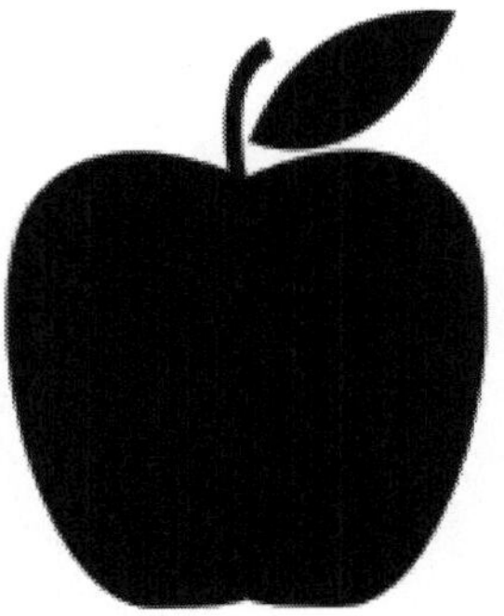

Chiasamen-Pudding

Was Sie wissen sollten.

Chiasamen versorgen den Körper mit wichtigen Omega 3 und Omega 6 Fettsäuren, sowie Eisen, Kalzium und Kalium. Es wirkt positives auf den Blutzuckerspiegel, welcher häufiger in der Schwangerschaft erhöht ist und verbessert die Verdauung. Außerdem ist es ein Geheimtipp gegen Sodbrennen.

25 Minuten mittel 241 kcal pro Portion

Zutaten für 3 Portionen

- 200 ml Kokosmilch
- 200 ml Milch
- 2 EL Chiasamen
- 80 g Magerquark
- 1 Päckchen Vanillezucker
- 1 EL Honig

Zubereitung

1 In einem Topf die Kokosmilch und die normale Milch mit den Chiasamen zum Kochen bringen und danach für **20 Minuten** auf niedriger Hitze weiter kochen lassen. Dabei immer wieder umrühren.

4. Den Topf vom Herd nehmen und die Chiasamen weiter quellen lassen.

5. Nachdem die Masse abgekühlt ist, Magerquark und Vanillezucker unter mischen.

6. Nach Bedarf noch Milch hinzugeben, um eine bessere Konsistenz zu bekommen.
7. Den Pudding kühl lagern und vor dem Servieren noch mit etwas Honig darüber geben.

Nährwerte: E:7/KH:18/F:16

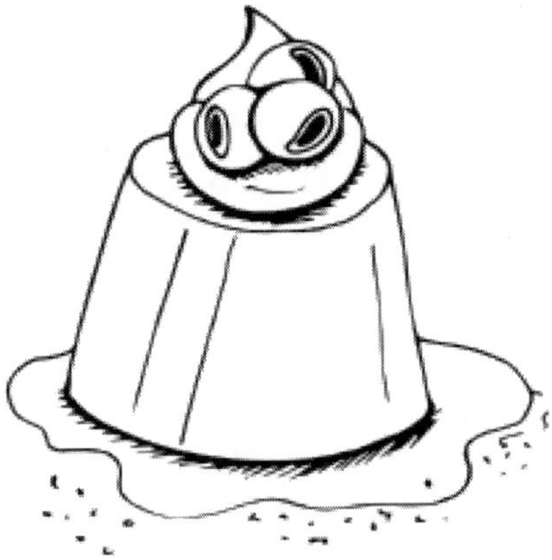

Honigmouse mit Spargel

30 Minuten leicht 195 kcal pro Portion

Zutaten für 2 Portionen

- 250 g Spargel
- 2 Eigelb
- 10 ml Sahne
- 50 g Honig
- 2 Blatt Gelatine
- Prise Salz

Zubereitung

1. Den Spargel schälen, waschen, klein schneiden und in einem Topf garen.
2. Die Gelatine in kalten Wasser einweichen lassen und die Sahne steif schlagen.
3. Den Spargel abgießen, pürieren und durch ein Sieb streichen.
4. Das Eigelb mit dem Honig schaumig schlagen.
5. Die Gelatine ausdrücken, mit der Spargelmasse zum Ei geben und in einem Eiswasser abkühlen lassen.
6. Sobald die Mousse fest ist, wird die Sahne hinzugefügt und für **2 Stunden** kalt gestellt.

Nährwerte: E:8/KH:23/F:9

Smoothies

Was Sie wissen sollten.

Smoothies sind ideal geeignet für die Schwangerschaft, da man häufig träge, lustlos und müde ist, hat man häufig keine Energie großartig zu Kochen. Wenn man dann keinen Partner hat, der einen unterstützt, ist es häufig schwer sich gesund zu ernähren. Daher sind selbstgemachte Smoothies sehr gut geeignet. Es spart Zeit und man kann verschieden gesunde Varianten ausprobieren.

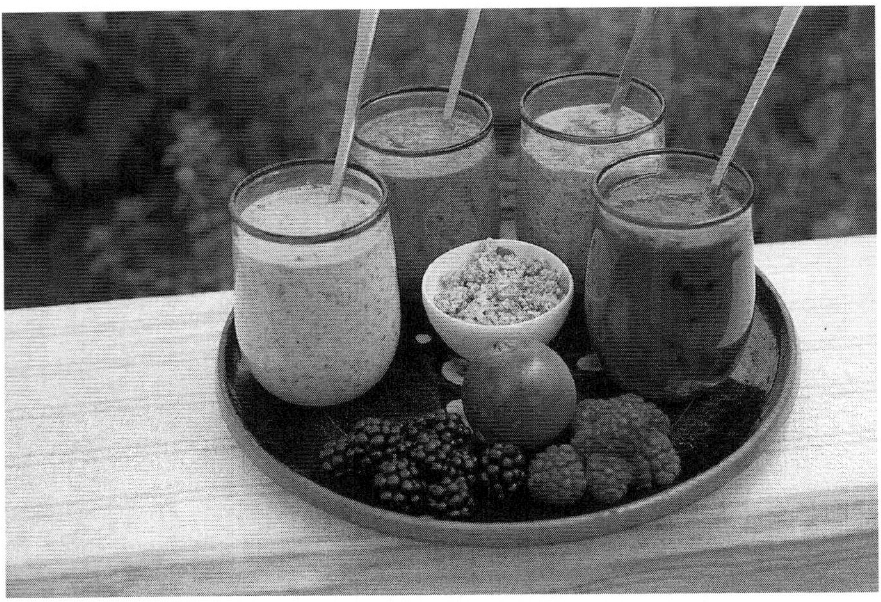

Erdbeer-Heidelbeer-Smoothie

Was Sie wissen sollten.

Heidelbeeren ist eins der besten antioxidativen Frucht und versorgt den Körper mit vielen Vitaminen und Mineralstoffen. Besonders Vitamine C, E und K, sowie Kalium, Zink und Eisen. Außerdem hilft es den Blutdruck zu normalisieren. Häufig kommt es zu einem erhöhten Blutdruck in der Schwangerschaft.

 ___5___Minuten  leicht 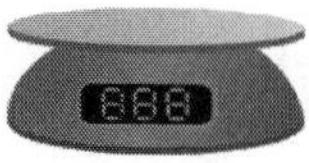 103 kcal

Zutaten

- 120 g Erdbeeren
- 150 g Heidelbeeren
- 4 Kopfsalatblätter
- 150 ml Wasser

Zubereitung

1 Die Erdbeeren, Heidelbeeren und den Kopfsalat waschen und zusammen mit dem Wasser in einen Mixer geben und zu einem cremigen Smoothie mixen.

Nährwerte: E:2/KH:18/F:1

Papaya-Smoothie

Was Sie wissen sollten.

Papaya ist eine echte Powerfrucht. Neben einem hohen Anteil an Vitamin A, Vitamin C, Vitamin E und Betacarotin ist sie eine gute Quelle für Magnesium, Kalium und eine Reihe von B-Vitaminen wie Folsäure. Zusätzlich enthält Papaya ein proteinspaltendes Enzym, das die Verdauung fördert und dabei hilft, Magen-Darm-Beschwerden wie Blähungen, Magenverstimmungen und Verstopfung zu lindern.

10 Minuten leicht 358 kcal

Zutaten

- 200 g Papaya
- 1 Apfel
- 5 Wahlnüsse
- 1 TL Kokosnussöl
- 2 EL Joghurt
- 100 ml Mandelmilch

Zubereitung

1. Die Papaya, den Apfel waschen, schälen und klein schneiden.
2. Die Wallnüsse klein hacken.
3. Dann Die Zutaten mit dem Kokosnussöl, dem Joghurt und der Mandelmilch in einen Mixer geben und miteinander vermengen.

Nährwerte: E:6/KH:38/F:22

Wassermelonen-Smoothie

10 Minuten leicht 163 kcal

Zutaten

- 200 g Wassermelone
- 1 Banane
- 3 Handvoll Salat der Saison
- ½ Saft einer Zitrone

Zubereitung

1 Die Schale von der Wassermelone und der Banane entfernen und etwas zerkleinert in den Mixer geben.

2 Den Salat waschen und mit dem Zitronensaft zu den anderen Zutaten hinzufügen. Anschließend alles zu einem cremigen Smoothie mixen.

Nährwerte: E:1/KH:43/F:0

Erfrischender-Smoothie

Was Sie wissen sollten.

Gurken haben einen sehr hohen Wassergehalt. Insbesondere Vitamine aus der B-Gruppe, aber auch Vitamin C und Vitamin E sind in der Gurke enthalten. Zusätzlich ist es reich an Calcium, Zink, Eisen, Magnesium, Kalium.

10 Minuten leicht 70 kcal

Zutaten

- 1 Handvoll Romanasalat
- 1 Handvoll Feldsalat
- 2 Äpfel
- ½ Gurke
- ½ Saft einer Zitrone
- 150 ml Wasser

Zubereitung

1 Die Salate waschen und in den Mixer geben.

2 Die Äpfel und die Gurke ebenfalls waschen und etwas zerkleinert mit dem Wasser und dem Zitronensaft zu den anderen Zutaten geben.

3 Anschließend alles zu einem cremigen Smoothie mixen.

Nährwerte: E:1/KH:20/F:1

Vital-Smoothie

10 Minuten leicht 214 kcal

Zutaten

- 1 HV Postelein
- 2 HV Spinat
- 2 Orangen
- 200 g Weintrauben
- 1 kleines Stück Ingwer
- 150 ml Wasser

Zubereitung

1 Den Postelein und den Spinat waschen und in den Mixer geben.

2 Die Schale von der Orange und dem Ingwer entfernen und etwas zerkleinert mit den Weintrauben und dem Wasser zu den anderen Zutaten geben.

3 Anschließend alles zu einem cremigen Smoothie mixen.

Nährwerte: E:5/KH:52/F:1

Bananen-Spinat-Smoothie

Was Sie wissen sollten.

Bananen gehören zu dem stärkehaltigen Lebensmittel und wirken positiv auf Verdauungsstörungen. Sie sind für Schwangere wichtig, da die Banane gegen Übelkeit wirkt, die Darmfunktionen regelt, Energie liefert und Folsäure enthält.

 5 Minuten  leicht 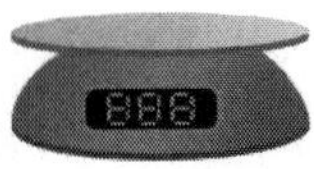 210 kcal

Zutaten

- 2 Bananen
- 125 g Spinat
- 100 ml Wasser

Zubereitung

1 Die Schale der Banane entfernen und mit dem Spinat und dem Wasser in einen Mixer geben. Anschließend alles zu einem cremigen Smoothie mixen.

Nährwerte: E:5/KH:52/F:1

Bunter-Smoothie

15 Minuten leicht 310 kcal

Zutaten

- 1 Kopf Romanasalat
- 1 Handvoll Spinat
- 2 Stangen Sellerie
- 1 Birne
- 1 Apfel
- 1 Banane
- ½ Saft einer Zitrone
- 375 ml Wasser

Zubereitung

1 Den Romanasalat und den Spinat waschen und in den Mixer geben.
2 Den Sellerie waschen und zerkleinert in den Mixer geben.
3 Die Schale von Birne, Apfel und Banane entfernen und etwas zerkleinert mit dem Zitronensaft und dem Wasser zu anderen Zutaten geben.
4 Anschließend alles zu einem cremigen Smoothie mixen.

Nährwerte: E:8/KH:62/F:3

Kalte Milchshake

Was Sie wissen sollten.

Milchprodukte enthalten viel Kalzium, das wichtig für den Knochenaufbau des Kindes ist. Buttermilch ist sehr fettarm und regt die Verdauung an.

 10 Minuten  leicht 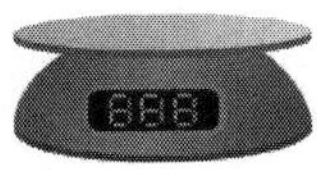 319 kcal

Zutaten

- 200 ml Buttermilch
- 1 EL Agavendicksaft
- 80 g Himbeeren (gefroren)
- 1 Mango
- 1 Eiswürfel
- 20 g Wallnüsse

Zubereitung

1. Mango schälen und klein schneiden.
2. Wallnüsse grob hacken.
3. Dann alle Zutaten in den Mixer geben und zu einem cremigen Smoothie mixen.

Nährwerte: E:11/KH:37/F:14

Protein-Smoothie

10 Minuten leicht 346 kcal

Zutaten

- 3 Handvoll Babyspinat
- 2 Bananen
- 200 g Magerquark
- 150 ml Wasser

Zubereitung

1 Den Spinat waschen und die Schale der Banane entfernen und in den Mixer geben.

2 Anschließend das Proteinpulver mit dem Wasser dazugeben und zu einem cremigen Smoothie mixen.

Nährwerte: E:29/KH:60/F:2

Fruchtiger Erdbeeren Smoothie

Was Sie wissen sollten.

Wenn man Honig in Verbindung mit Zimt zu sich nimmt senkt es den Cholesterinspiegel und verbessert die Herzgesundheit. Honig liefert außerdem Energie und hilft gegen Verdauungsprobleme.

 __5_Minuten  leicht 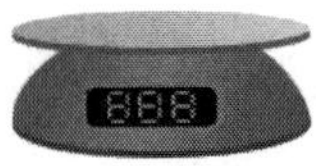 233 kcal

Zutaten

- 2 EL Honig
- Etwas Zimt
- 400 g Erdbeeren
- 5 Eiswürfel
- 4 Basilikum Blätter
- 2 TL Chiasamen

Zubereitung

1. Alle Zutaten gemeinsam in einen Mixer geben und pürieren, bis die gewünschte Konsistenz erreicht ist.

Nährwerte: E:5/KH:38/F:5

Frischer Gemüse Smoothie

 __5__ Minuten  leicht 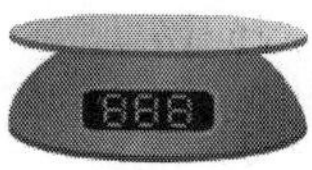 159 kcal

Zutaten

- 1 TL Chiasamen
- 100 g Römersalat
- 50 g Kale
- 100 g Brokkoli
- 1 Stange Sellerie
- 100 ml Wasser
- 1 Zweig Petersilie

Zubereitung

1. Den Römersalat, Kale, Brokkoli und Sellerie waschen und trocknen.
2. Dann in einen Mixer geben und die restlichen Zutaten hinzufügen.
3. Zu einem gleichmäßigen Smoothie pürieren.

Nährwerte: E:8/KH:21/F:4

Rote Beete-Drink

Was Sie wissen sollten.

Leinöl haben einen großen Anteil an Omega 3 und Omega 6 Fettsäuren.

15 Minuten leicht 323 kcal

Zutaten

- 300 g Rote Beete
- 200 g Möhren
- 1 Apfel
- 1 EL Leinöl

Zubereitung

1. Die Rote Beete und Möhren waschen, klein schneiden und zur Seite stellen.
2. Dann die Äpfel vom Kerngehäuse befreien und alle Zutaten im Entsafter entsaften. Zum Schluss dann das Leinöl zu geben.

Nährwerte: E:7/KH:50/F:11

Tipps gegen Heißhunger

- **Ablenkung** – Oft kommt der Heißhunger genauso schnell wie er auch wieder verschwindet. Wenn man also nicht sofort nachgibt, sich eine Weile lang ablenkt, schafft man es ihn zu überstehen. Dabei kann ein kurzes Telefonat oder eine E-Mail schreiben helfen.

- **Zähne Putzen** - Wer hätte das gedacht? Der Scharfe Geschmack der Zahnpaste neutralisiert die Lust auf Süßes oder Fettiges. Auch ein Kaugummi mit Pfefferminz Geschmack kann dabei helfen.

- **Akupressur Punkt** – Zwischen der Nase und der Oberlippe befindet sich eine Vertiefung. Drückt man mit einem Finger für 15 Sekunden auf diesen Punkt, atmet tief durch und entspannt sich für einen Moment, geht der Hunger weg. Die Stimulierung meldet dem Appetitzentrum im Gehirn, dass man keinen Hunger mehr hat. Das verschafft einem zumindest etwas Zeit, ist allerdings nicht beliebig oft wiederholbar. Vor allem wenn man im Hungermodus ist, kann dieser Trick seine Wirkung verlieren.

- **Bewegung** - Stress ist ein häufiger Grund für Heißhungerattacken. Wer gegen den Stress etwas unternehmen möchte, sollte sich viel bewegen. Mindestens 3x die Woche sollte man Sport treiben. Bei gesundem Lebensstil und ausreichend Sport, sollte sich der Heißhunger verflüchtigen.

- **Ballaststoffe** – Das Weißbrot nicht richtig sättigt und dick macht ist bekannt. Dass man auf Vollkornprodukte zurückgreifen soll, ist weniger bekannt. Wer Vollkornbrot, Vollkornnudeln oder Naturreis isst, bleibt länger gesättigt. Außerdem wird dadurch der Stoffwechsel angeregt, was eine weitere Positive Eigenschaft ist.

- **Gezielt Einkaufen** – Mit Hunger einkaufen ist unratsam, das wissen wir alle. Allerdings ist es auch nicht gerade klug ohne Hunger, dafür auch ohne Plan einkaufen zu gehen. Wer sich zu Hause mit einer Liste vorbereitet, läuft weniger Gefahr ungesunde Zutaten einzukaufen.

- **Tee und Wasser** – Wer von Hunger attackiert wird, kann auch ganz einfach ein Glas Wasser, oder eine Tasse Tee trinken. Besonders Heiße Getränke sollen bei Heißhunger helfen. Darüber hinaus ist auch ein heißes Bad äußerst hilfreich. Man bekämpft also heiß mit heiß.

- **Früchte** - Wasserhaltiges und ballaststoffreiches Obst sorgt für langanhaltendes Sättigungsgefühl.

- **Schlafen** – Wer wenig schläft, hat generell auch mehr Hunger, weil dem Körper Energie fehlt. Wer also ausreichend schläft, schützt sich vor der Fressattacke.

- **Bitterschokolade** – Wer glaubt, dass Schokolade immer eine Sünde ist liegt falsch. Ab einem Kakaoanteil von 65 Prozent ist ein Stück Schokolade durchaus vertretbar und hilft mit dem bitteren Geschmack gegen den Heißhunger.

- **Light Produkte** – Wer sich denkt, dass man durch Light- Produkte Kalorien einspart liegt leider meistens falsch. Light Produkte führen oft dazu, dass man sich selbst erlaubt mehr zu Essen, weil das Produkt "light" ist. Leider schlägt dadurch die Wirkung in das Gegenteil um. Gerade bei einer Hungerattacke sollte man also die Finger davonlassen.

Das richtige Gleichgewicht finden

Die Schwangerschaft ist eine Zeit voller Emotionen. Gefühle, welche in einer Achterbahnfahrt von den größten Glücksmomenten bis hin zu den furchtbarsten Ängsten führen. In dieser Zeit kann die Ernährung eine unterstützende Wirkung haben, die dazu führt, dass Sie sich in Ihrem Körper besser fühlen. Die richtige Ernährung kann Ihnen nicht nur körperlich, sondern auch seelisch helfen.

Ich selbst neige dazu, ein emotionaler Esser zu sein und muss deshalb sehr auf meine Ernährungsgewohnheiten achten. Jeder Mensch ist anders und einige Frauen müssen während ihrer Schwangerschaft darauf achten, nicht zu wenig zu essen. Vor allem, wenn der Alltag stressig ist, der Arbeitsplatz auf den kommenden Mutterschutz vorbereitet werden muss, die Geschwister des kleinen Kindes um einen herumspringen und außerdem der Haushalt bewältigt werden muss, dann kann es schwer fallen, ausgeglichene Ernährungsgewohnheiten beizubehalten.

Doch das Zubereiten und Einnehmen von Mahlzeiten, die aus frischen Zutaten bestehen und außerdem noch köstlich sind, kann auch für Sie eine Auszeit bedeuten. Aus diesem Grund ist die Ernährung nicht nur eine rein körperliche Sache, bei welcher Sie die notwendigen Nährstoffe zu sich nehmen, um sich selbst und Ihr Kind zu versorgen.

Oft passiert es, dass Frauen während Ihrer Schwangerschaft besondere Gelüste haben. Dies ist vor allem psychologisch bedingt, doch ist die Schwangerschaft sicherlich ein guter Zeitpunkt, um sich selbst auch mal etwas zu gönnen und das Kalorienzählen auf einen späteren Zeitpunkt zu verschieben.

Doch sollte dies immer in Maßen geschehen. Einigen Frauen passiert es, dass sie ihre Ernährung in der Schwangerschaft vollkommen aus den Augen verlieren und sich nach der Geburt des Kindes wundern, wie viele Kilos sich in den letzten Monaten angesammelt haben. Die Zeit nach der Geburt ist jedoch sehr wichtig und sollte auch während der Schwangerschaft bedacht werden. In vielen Fällen wird diese Zeit nicht weiter bedacht und umso größer ist der Schock, in den Monaten nach der Geburt des Kindes.

Das richtige Gleichgewicht ist deshalb entscheidend. Nicht nur für die Gesundheit Ihres Kindes und Ihr eigenes Wohlergehen, sondern auch für Ihr seelisches Wohlbefinden. Für die Geburt und die erste Zeit mit dem neuen Erdenbürger brauchen Sie viel Kraft und diese Energie können Sie mit Hilfe der richtigen Ernährung bereits während der Schwangerschaft aufbauen.

Achten Sie deshalb darauf, während Ihrer Schwangerschaft nicht zu streng mit sich selbst ins Gewicht zu fallen. Gönnen Sie sich ein Eis oder eine andere Leckerei. Doch bedenken Sie auch, dass Sie ausreichende Nährstoffe einnehmen müssen, damit Ihr Kind gesund wachsen und sich entwickeln kann.

Danke

Ich danke Ihnen dafür, dass Sie dieses Buch gekauft haben. Ich hoffe, Ihre Erwartungen wurden erfüllt und Sie konnten aus diesem Buch viele hilfreiche Tipps und Ratschläge für die Ernährung während Ihrer Schwangerschaft mitnehmen. Sicherlich waren Sie mit vielen Inhalten bereits vertraut, doch es kann durchaus helfen, diese noch einmal in einem Buch zusammengetragen vor sich zu haben. Auf diese Weise können Sie sich die wichtigen Punkte der Ernährung während einer Schwangerschaft hervorrufen und bei Unsicherheiten nachlesen.

Ich wünsche Ihnen für Ihre Schwangerschaft alles Gute und hoffe, dass meine Tipps Ihnen in einigen Situationen helfen können.

Ich würde mich sehr über Ihre Meinung zu diesem Buch und über Ihre persönlichen Erfahrungen, die Sie während Ihrer Schwangerschaft gemacht haben. Ich wünsche Ihnen von ganzem Herzen, dass Sie eine traumhafte Schwangerschaft durchleben, deren Krönung die Geburt Ihres Kleinen ist! Ich danke Ihnen, dass Sie mich auf diese Reise mitgenommen haben und ich Ihnen in einer solch wichtigen und emotionalen Zeit mit meinen Ratschlägen zur Seite stehen darf.

Quellen

https://pixabay.com/de/salat-feigen-käse-ziegenkäse-1672505/ Rita E
https://pixabay.com/de/frucht-dessert-lebensmittel-getränk-3222313/ Niels BB
https://pixabay.com/de/erdbeere-nachspeise-frucht-beere-3462895/ Rita E
https://pixabay.com/de/spargel-spiegelei-orange-gemüse-2258018/
https://pixabay.com/de/pesto-tomaten-essen-nahrung-gesund-1776673/
https://pixabay.com/de/brot-vollkornbrot-biobrot-körner-1510298/ Couleur
https://pixabay.com/de/gemüse-avocado-vegan-frisch-2338824/ Jill111
https://www.zentrum-der-gesundheit.de
https://www.uniklinik-freiburg.de/fileadmin/mediapool/08_institute/rechtsmedizin/pdf/Addenda/2016/Kurkuma_-_Wissenschaftliche_Zusammenfassung_2015.pdf

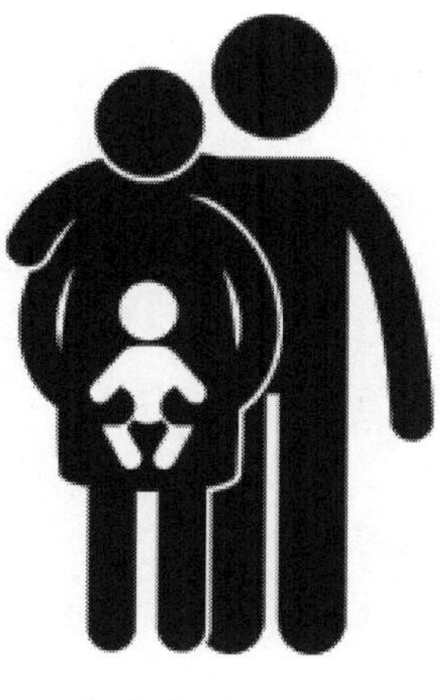

"Wenn aus Liebe Leben wird, bekommt das Glück einen Namen"

Haftungsausschluss

Der Inhalt dieses Buches wurde mit großer Sorgfalt geprüft und erstellt. Für die Vollständigkeit, Richtigkeit und Aktualität der Inhalte kann jedoch keine Garantie oder Gewähr übernommen werden. Der Inhalt dieses Buches repräsentieren die persönliche Erfahrung und Meinung des Autors und dient nur dem Unterhaltungszweck. Der Inhalt sollte nicht mit medizinischer Hilfe verwechselt werden. Es wird keine juristische Verantwortung oder Haftung für Schäden übernommen, die durch kontraproduktive Ausübung oder durch Fehler des Lesers entstehen. Es kann auch keine Garantie für Erfolg übernommen werden. Der Autor übernimmt daher keine Verantwortung für das Nicht-Erreichen der im Buch beschriebenen Ziele.

Impressum

1. Auflage 2018

Kontakt: Michel Schubert / Ermlinghofer Str. 25 / 44263 Dortmund
Covergestaltung: Pseudonym
Coverfoto: depositphotos.com /publicdomainvectors.org/pixabay

33124407R00085

Printed in Poland
by Amazon Fulfillment
Poland Sp. z o.o., Wrocław